認知症

治った！助かった！この方法

安田和人

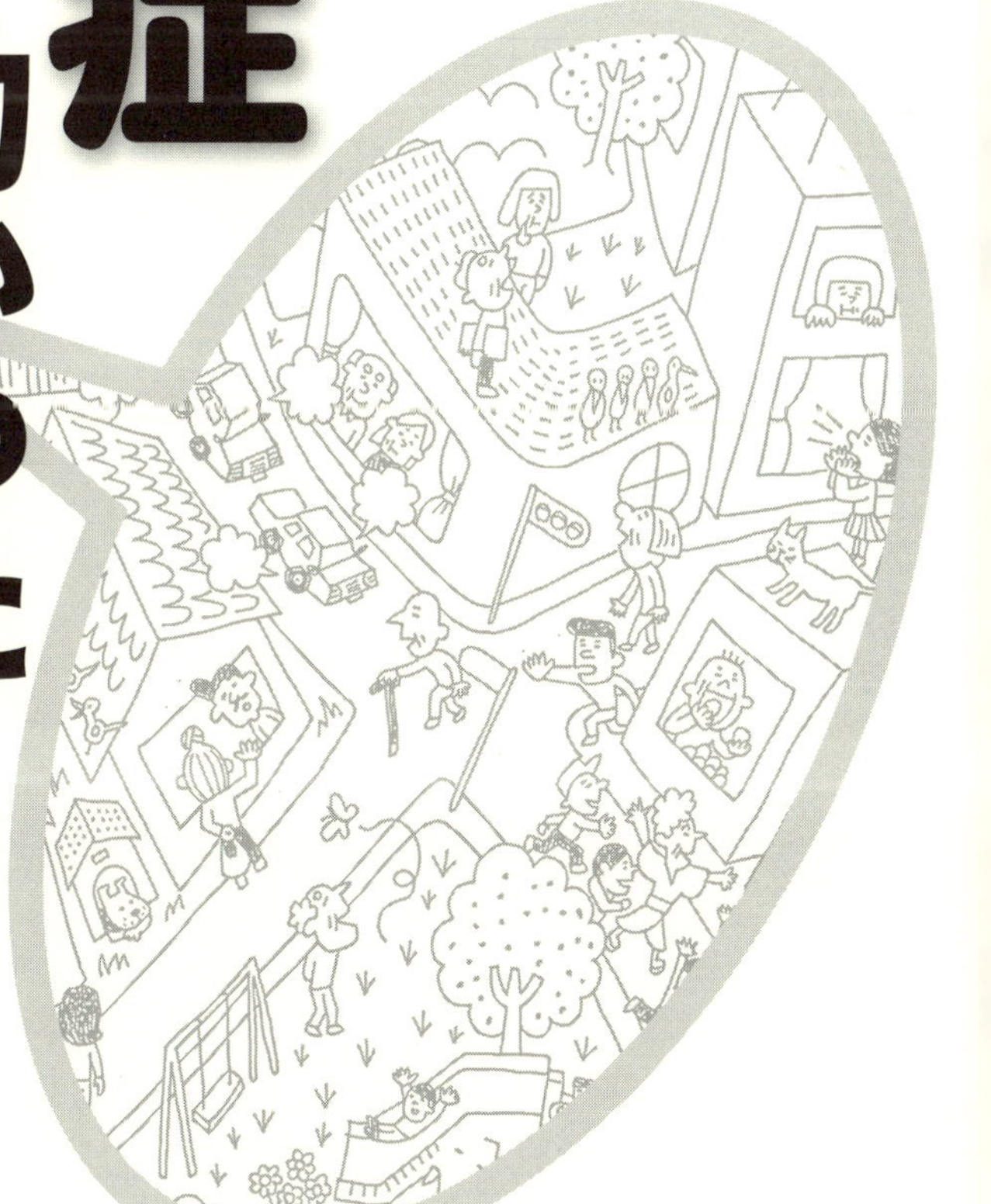

はじめに

医療がこれだけ発達した現在、患者さんが少ないために製薬会社が開発費用を負担できそうにないと考えるような珍しい病気ならいざ知らず、最近では誰もが知っている「認知症」に決め手となる薬がなく、実質上、放置されているに等しい状態の認知症の患者さんが多数見受けられることに我慢ができなくなり、筆をとりました。

健康保険では病気の予防のためには薬を使うことができません。認知症では発病の10〜20年前から脳の神経細胞内で病態が進行していることがわかっているにもかかわらず、何ら対策がとられることはなく、さらに将来、予防として使える薬が開発されても、健康保険では制度上使用できないという不都合な状態を、何とか解決したいと私は思っています。

家族が認知症になって一人では自宅におけない場合に、介護老人保健施設に入所させると、健康保険ではなく介護保険が適用され、入所中に飲む薬の費用は抗悪性腫瘍剤などの例外を除いて施設の負担になります。新しく開発されたばかりで、ジェネリック薬品のない高価な抗認知症薬などを多種類服用している方は、施設からあまり歓迎されず、待機順を後回しにされるようなことが、今後起こるかもしれません。

建前上は不可なのですが、高い薬はそれまでの主治医に健康保険で処方してもらって持ち込んでほしいといわれることもあるようです。

私がおすすめする抗酸化物質とファイトケミカルを組み合わせて摂取し、神経細胞内に不要な物質が蓄積するのを防いで、脳の神経細胞が長生きして元気に働いてくれるようにしようではありませんか。

もちろん、すでに発病している人も、原理的には病態の進行を抑えるものですから、間違いなく有効です。この本で紹介している栄養成分に危険な副作用はありません。もともと日常の食事に含まれている栄養成分なのですから。

現在、医師からアリセプトなどの抗認知症薬を処方されて飲んでおられる方も、その効果にマイナスの影響を与えることは、いっさいありませんので、服用をやめたり、変更したりする必要はありません。

また、医師から処方されている抗認知症薬のように、まだ生き残っている神経細胞が出す神経伝達物質を増やすだけのものとは違い、神経細胞に起こる病態の進行を抑えるのですから、すでにかなり進行している患者さんには役に立たないということもありません。

ご家族に認知症を発病していらっしゃる方がおられたら、あるいは将来の自分のためにも、この本で紹介している栄養成分をぜひお試しください。症状の改善や、気分がすっきりするなどの効果が期待できます。また、潜在性ビタミンの欠乏がある場合はその解消にも役立ちます。

株式会社喜働代表取締役関房子さんをはじめ、この書の出版に際してご協力いただいた方々に深謝いたします。

安田和人

平成25年5月1日

第3章　認知症治療薬は問題点が山積 ―― 63

第4章　薬がダメなら、食べもの、栄養成分で治せないか ―― 75

第5章

認知症を改善するこの栄養成分、その根拠

第6章

〈認知症〉治った！助かった！私たちの喜びの声を届けよう ── 161

第1章

認知症は増える一方！
日進月歩の医学がなぜ、無力なのか

全国に200万人といわれる認知症患者、ただいま急増中！

●2020年には300万人にまで増加

「おばあちゃんの物忘れがひどくて…」「最近、慣れているはずの仕事が遅くなったなあ」。こんな会話をよく耳にします。「認知症」という言葉が使われるようになったのは、2004年のことです。それまでは、「痴呆」や「ボケ」という言葉が使われていました。しかし、これらの言葉が差別的であるとして、厚生労働省の用語検討会によって行政や介護分野での「痴呆」という言葉は廃止され、「認知症」に置き換えられました。以来、すっかり「認知症」という言葉が浸透しました。

厚生労働省の調査によると、2010年時点で、わが国の65歳以上の高齢者における認知症の有病率は8〜10%、約200万人の認知症患者が存在するとされています。

認知症の最大の危険因子は加齢で、65〜69歳の有病率は1・5%、その後、5歳ごとに倍増し、85歳では27%に達して、2020年には65歳以上の認知症患者は300万人にまで増加するといわれています。

認知症の高齢者人口の推移

認知症を有する高齢者の将来推計（数、有病数）

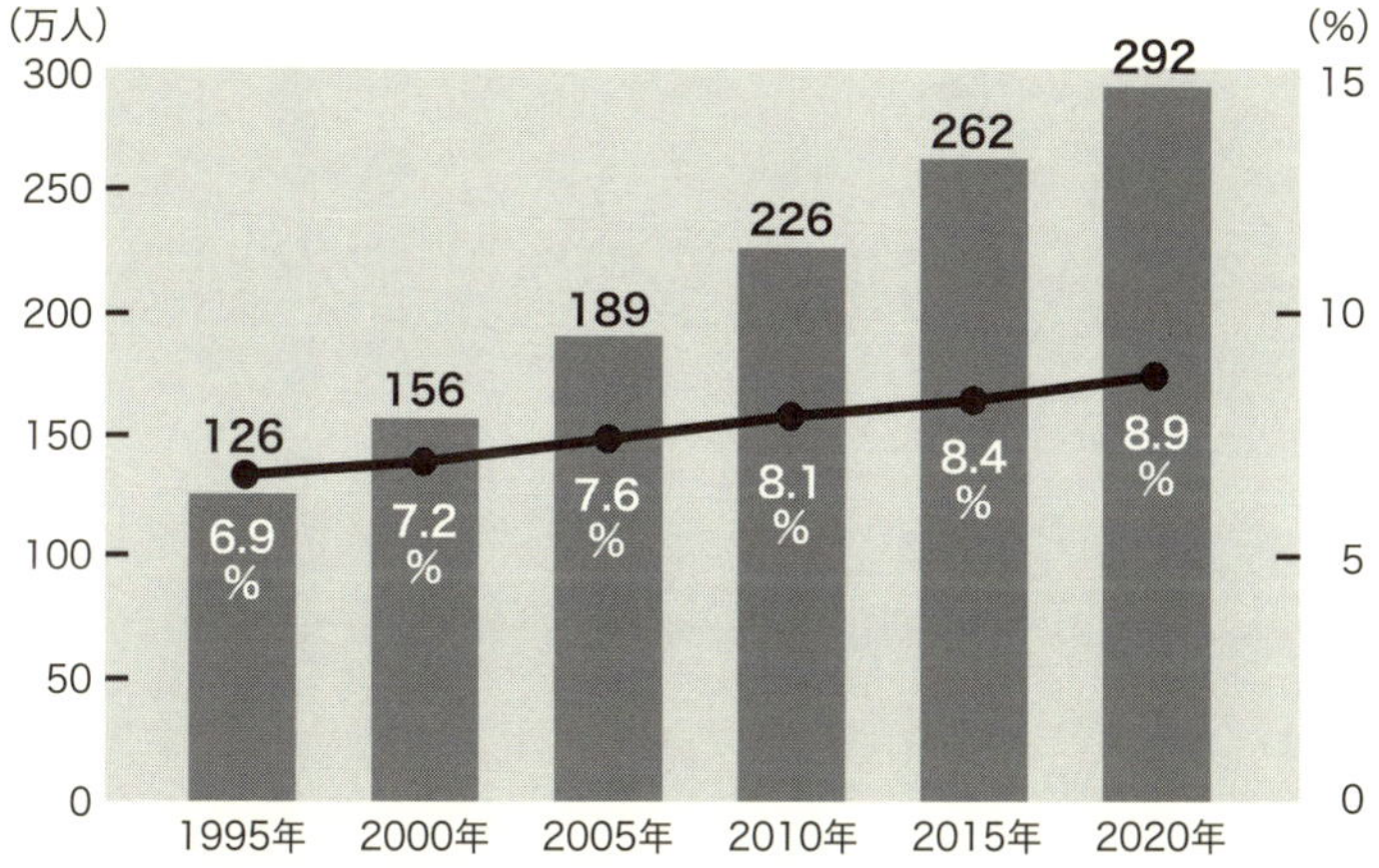

※%は65歳以上の老人人口に対する認知症高齢者の出現率
〈厚生労働省HPより〉

高齢化とともに、認知症は増加傾向にある

日常生活自立度Ⅱ以上の認知症高齢者はこんなに増える？

将来推計（年）	平成22年（2010）	平成27年（2015）	平成32年（2020）	平成37年（2025）
日常生活自立度Ⅱ以上の認知症高齢者（65歳以上の人口に対する比率）	9.5%	10.2%	11.3%	12.8%

※日常生活自立度Ⅱとは、日常生活に支障をきたすような症状・行動や意思疎通の困難さが多少みられても、誰かが注意すれば自立できる状態
〈厚生労働省HPより〉

2025年には日常生活自立度Ⅱ以上の認知症高齢者は65歳以上人口の12.8%に

「単なる老化」ではすまされない認知症という病気

●認知症を理解し、患者さんの立場で考える

認知症の初期症状は、「注意力が散漫になった」「物忘れがひどくなった」など、一見、年のせいと思われがちなものばかりです。しかし、「単なる老化」ではすまされない要因が、そこには隠されています。

認知症という言葉は、すでに多くの人になじみのある言葉になりましたが、その知名度に比例して認知症が正確に理解されているかというと決してそうではありません。認知症という病気は、みなさんが思っている以上に複雑で、誤解の多い病気なのです。

まず、認知症の定義についてお話ししましょう。

認知症とは、「生後いったん正常に発達した、さまざまな高次の精神機能が慢性的に低下し、日常生活や社会生活に著しい支障が起こった状態」をいいます。

つまり、脳の神経細胞が破壊されて、もとに戻らず、意識が明瞭なときに物事を判断したり、記憶したりする力が障害を受けて、脳の高次機能が永続的に失われてしまうも

のです。「生後いったん正常に発達した」とつけ加えられているのは、認知症は後天的な原因によって引き起こされるもので、知的障害（精神遅滞）とは異なるということを意味しています。

認知症を引き起こす原因となる疾患は多数あり、その症状もさまざまです。

1980年代までは、日本における認知症でもっとも多かったのは、脳血管性認知症でしたが、最近の疫学研究ではアルツハイマー型認知症がもっとも多いとされています。このほか、主なものにはレビー小体型認知症、前頭側頭葉型認知症などがあり、障害が起こった脳の部位によって、症状も認知症のタイプも異なります。

認知症は進行すると、脳の細胞が壊れて、記憶したり、認知する能力が失われ、ぼんやりしたり、無気力になったり、ときには怒りっぽくなることがあります。

今まで一人でできていたことができなくなり、介助が必要になっていきます。まわりの家族にしてみれば、進行するにつれて、どう扱えばいいのかわからなくなって介護の負担も急速に増えていきます。家族からの問いかけにも反応が鈍くなっていくこともあります。しかし、だからといって、感情やプライドまでもが失われているかというとそうではありません。「ぼけてしまえば、何もわからなくなる」という人がいますが、実際にはそうではなく、感情はちゃんと存在しているのです。

今までの自分がどんどん失われていき、記憶も認知する能力も低下していく自分に、ただひたすらおびえているのです。これからどうなってしまうのだろうと不安になったり、まわりで何が起こっているのかも理解できず、これまでできていたことが、しだいにできなくなり、イライラすることもあるでしょう。自分がまわりにどれだけ迷惑をかけているか、どう思われているか、ちゃんと感じとっているのです。

認知症になっていちばんショックを受けているのは患者さん本人なのです。「介護だ、さあ大変だ」という前に、患者さんの立場に立って考えてあげることが大切です。

●認知症は心だけでなく、体の病気でもある

かつて「ボケ」や「痴呆」と呼ばれていた時代は、認知症の解明がなかなか進まず、正しい理解がなされていなかったため、さまざまな誤解を生む結果となりました。

認知症は心だけでなく、体の病気でもあります。年をとれば、誰でも認知症になるわけではありません。体の病気ですから、治療する必要があるのです。これまで正しい情報が伝えられなかったために、家族は「認知症になってもしかたがない。年をとったら、あたりまえの症状」ととらえ、放置してきました。

「認知症になったら、もう終わりだ」「進行を食い止めることなんてできるはずがない」「あとは介護しかない」と、本人もまわりの家族もあきらめてきたのです。

しかし、認知症は体の病気ですから、ほかの病気と同じように、早期発見が重要な鍵となります。ただ、介護するだけの生活にならないためにも、認知症をもっと深く理解する必要があるのです。

「認知症」と呼び名が改められて以来、少しずつですがその病名が浸透し、研究も積み重ねられ、認知症の患者さん本人だけでなく、その家族にも明るい光がさしてきました。

残念ながら、失われた脳の細胞はもとには戻りませんが、進行を食い止めたり、遅らせることが可能な認知症があることもわかりました。

認知症の症状をあらわすもののなかには、治療を行えば認知症が治り、もとの生活に戻れる疾患があることもわかっています。

薬の開発や治療法の研究は、国内だけにとどまらず、世界中で行われています。

しかし、改善できる可能性のある認知症であっても、治療が遅れれば、脳の機能低下が進んで、治るものも治らなくなってしまいます。新しい情報を得るためにも、「単なる老化」としてすませるのではなく、早めに専門医の診察を受ける必要があるのです。

なぜ、認知症患者は増え続けるのか—その問題点とは

●認知症をきちんと診断できる専門医が少ない

少子高齢化が叫ばれるなか、認知症患者は劇的に増え続けています。2020年には65歳以上の認知症患者は300万人以上にまで増加するといわれています。

認知症患者が増え続けているのは、高齢者の増加が最大の要因ですが、認知症の研究が進むにつれ、本来ならば適切な診断や治療によって認知症の進行が抑えられ、増加に歯止めがかかるはずなのに、施設での介護が必要なほど、重度の認知症患者が増え続けるのは、いったいなぜなのでしょうか？

それは、認知症をきちんと診断し、治療できる専門医の存在がまだまだ少ないという点にあります。認知症の原因疾患は多種多様であり、その症状も複雑に絡み合って、さらに診断を難しくしています。

認知症はその原因疾患によって、アルツハイマー型認知症をはじめ、脳血管性認知症、レビー小体型認知症など、いくつかに分類されます。きちんと診断がつき、正確に原因

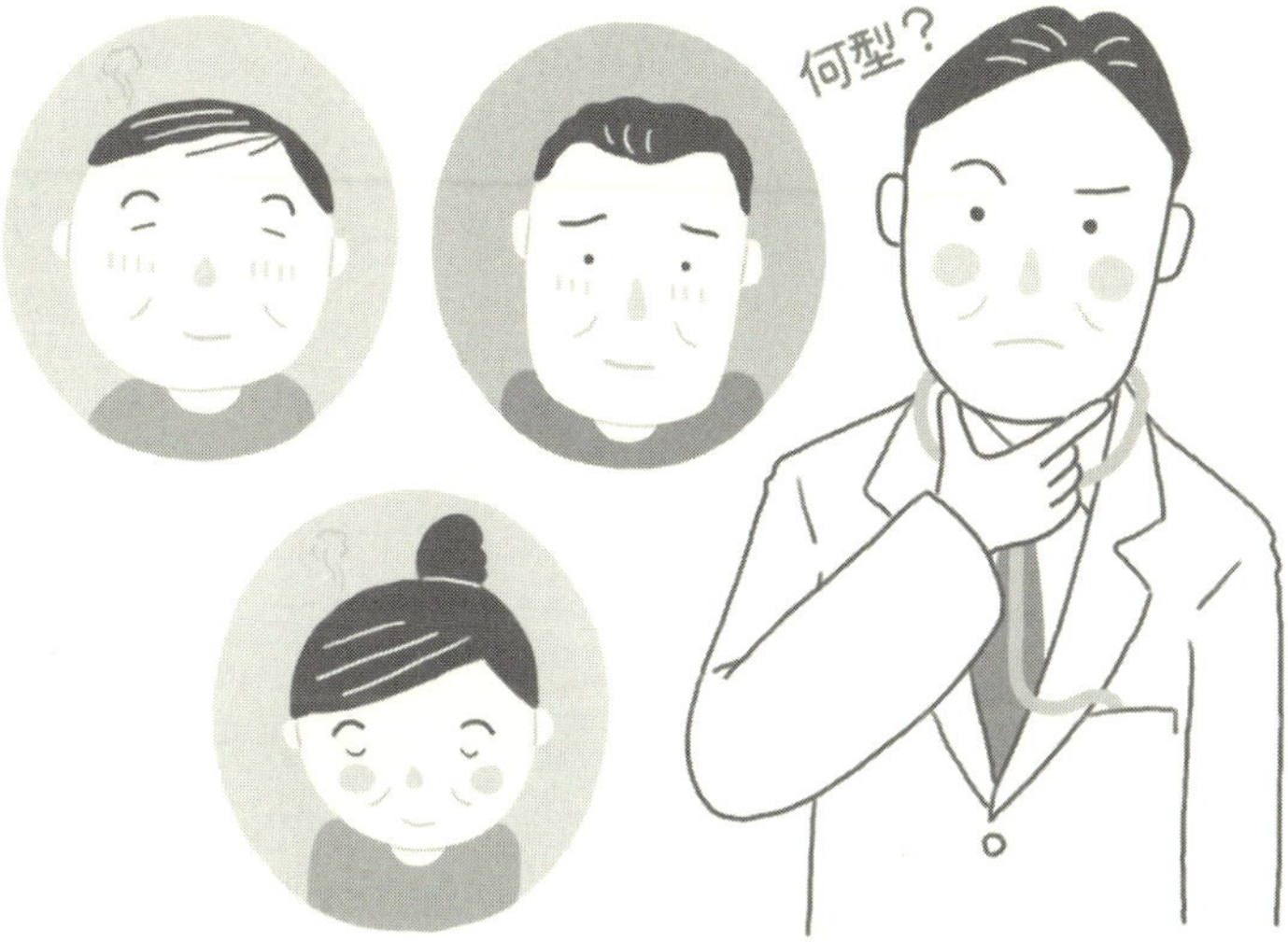

疾患を突き止め、その治療を行えばいいはずなのですが、なかなかそうはうまくいきません。なかには、いくつかの認知症が重なり合っている場合もあります。それは「混合型認知症」と呼ばれ、違った種類の認知症が合併しているものです。

混合型認知症でもっとも多いのは、アルツハイマー型認知症と脳血管性認知症が合併しているもので、認知症の診断をさらに複雑にしています。

また、最初の診察でどのタイプの認知症であるか判明せず、誤った診断が下され、それが経過とともに違うタイプの認知症だとわかる場合もあります。

認知症の診断において、MRI、X線C

T、PET、SPECTなどの画像検査（44ページ）を行うことがありますが、それだけですべての認知症を鑑別することは不可能です。画像所見では、脳内の出血や梗塞巣の痕跡、脳全体の萎縮、脳神経の活動状態を確認することはできますが、それらは認知症のタイプを鑑別するための判断材料にすぎません。画像だけで早期発見できるわけではないのです。

いったん、誤った診断が下されると、当然ながら治療方法も異なるわけですから、ほとんどの場合、そのまま同じ治療を続けていても、改善は見込めません。その間も症状はどんどん進行していくので、最悪の場合、治療をしていながらも症状は悪化の一途をたどり、改善の余地がなくなってしまいます。

せっかく病院にかかっても、医師が認知症の診断を誤ってしまうのでは、何の解決にもなりません。そうならないためにも、家族自身がもっと認知症の知識を得ておく必要があります。家族の無理解は医師の無理解と同様、せっかくの改善のチャンスを失ってしまうことになりかねません。

まず、家族に認知症が疑われる症状・行動がみられたら、認知症外来、物忘れ外来、老年科など、認知症の診断に必要な知能検査を行ってくれる病院を訪ねてみましょう。か

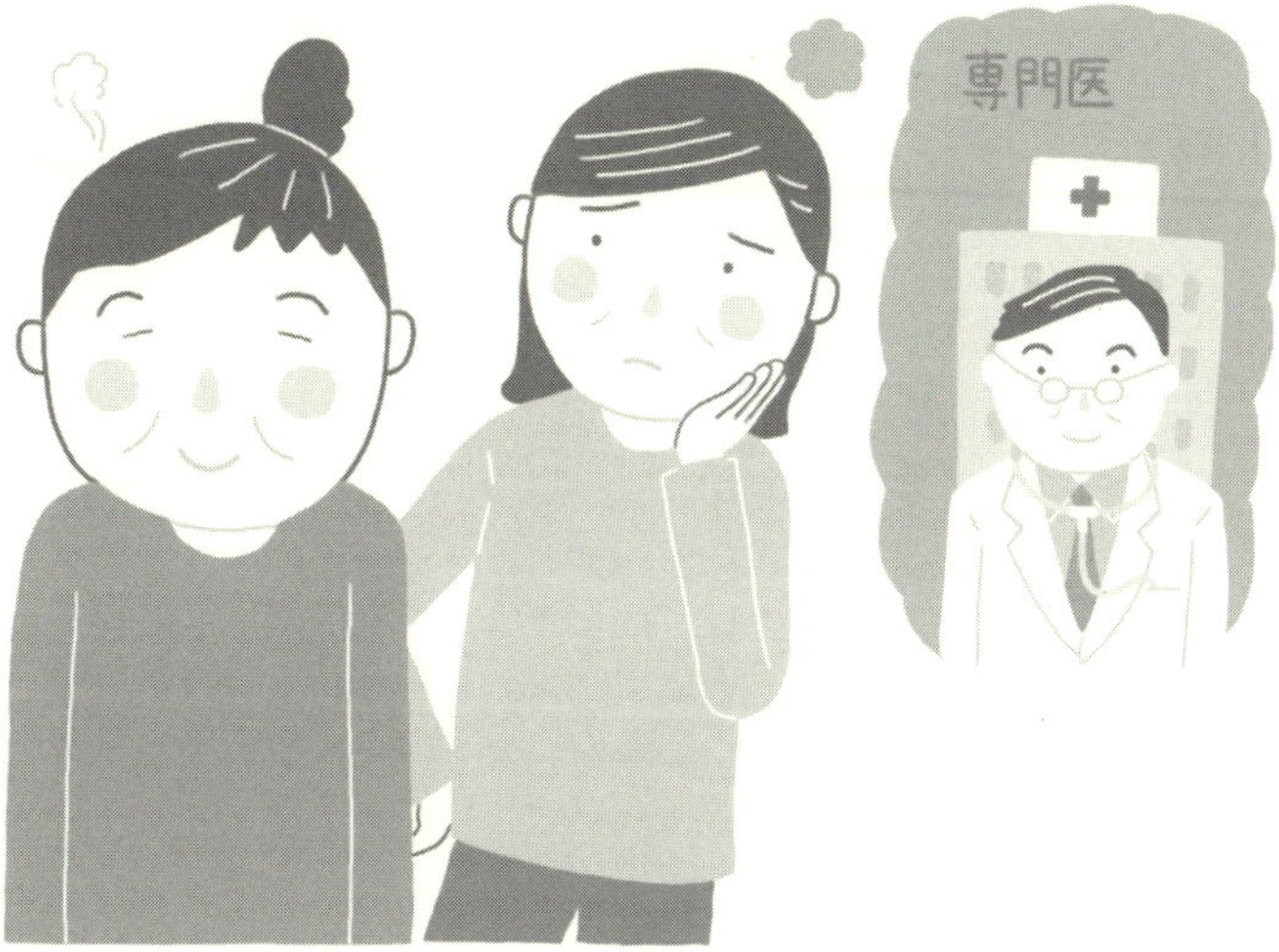

かかりつけ医（プライマリーケア医）に相談するのもいいですが、適切な検査を行うには、専門医のいる病院を訪ねるのが近道です。

症状にうつ状態がみられる場合は、うつ病を疑い、精神科を受診したくなるところですが、高齢者のうつ状態は認知症の症状の一つであることもあり、鑑別が難しい部分でもあります。

まずは認知症専門医のいる病院へ連れていき、認知症ではないとわかったら、うつ病の治療に移るのがいいでしょう。

また、他の章で詳しく説明しますが、アルツハイマー型認知症の進行を抑える薬として1999年に認可された「アリセプト」は、製薬会社エーザイが開発した国内初のアルツハイマー型認知症治療薬です。

この薬は、記憶障害や見当識障害などの中核症状の進行を遅らせることができる画期的な薬として、広く用いられてきました。現在では、レミニールやイクセロンパッチ、リバスタッチパッチ、メマリーなどの新薬が次々に登場し、使用されています。しかし、その一方で、これらの治療薬による副作用も徐々に明らかになってきました。服用しすぎると脳の興奮を助長する働きがあるものや、下痢や嘔吐などの副作用が出るおそれがあることもわかっており、その処方も医師の腕しだいといえるかもしれません。

2008年、国は認知症患者の増加を食い止める解決策として、「認知症の医療と生活の質を高める緊急プロジェクト」を発足。認知症患者の実態把握、研究開発、医療対策、適切なケアの普及及び本人・家族支援、若年性認知症対策を積極的に推進する事業を始めました。国をあげて認知症への理解を呼びかけるとともに、認知症医療にかかわる研修を充実させ、専門医の育成にも力を入れていこうというものです。

認知症に関するさまざまな取り組みは日本だけにとどまらず、世界各国で認知症予防プロジェクトが始まっています。

専門医の育成及び安全で安心な新薬の開発が早急に望まれます。

認知症の医療と生活の質を高める緊急プロジェクト

今後の認知症対策

	実態把握	研究開発	医療対策	適切なケアの普及 本人・家族支援	若年性 認知症対策
現状と課題	▶正確な認知症患者数や、認知症にかかわる医療・介護サービス利用等の実態は不明	▶幅広い分野にわたり研究課題を設定しており、重点化が不足	▶専門医療を提供する医師や医療機関が不十分 ▶BPSD（周辺症状）の適切な治療が行われていない ▶重篤な身体疾患の治療が円滑でない	▶認知症ケアの質の施設・事業所間の格差 ▶医療との連携を含めた地域ケアが不十分 ▶地域全体で認知症の人や家族を支えることが必要 ▶認知症の人やその家族に対する相談体制が不十分	▶若年性認知症に対する国民の理解不足 ▶医療・福祉・就労の連携が不十分
対策	▶認知症の有病率に関する調査の実施 ▶認知症にかかわる医療・介護サービスに関する実態調査の実施 ▶より客観的で科学的な日常生活自立度の検討	▶経済産業省、文部科学省と連携し、特に①診断技術向上、②治療方法の開発を重点分野とし、資源を集中 ▶アルツハイマー型認知症の予防因子の解明（5年以内） ▶アルツハイマー型認知症の早期診断技術（5年以内） ▶アルツハイマー型認知症の根本的治療薬実用化（10年以内）	[短期] ▶認知症診断ガイドラインの開発・普及支援 ▶認知症疾患医療センターの整備・介護との連携担当者の配置 ▶認知症医療にかかわる研修の充実 [中・長期] ▶認知症にかかわる精神医療等のあり方の検討	[短期] ▶認知症ケアの標準化・高度化の推進 ▶認知症連携担当者を配置する地域包括支援センターの整備 ▶都道府県・指定都市にコールセンターを設置 ▶認知症を知り地域をつくる10か年構想の推進 [中・長期] ▶認知症ケアの評価のあり方の検討 ▶認知症サポーター増員 ▶小・中学校における認知症教育の推進	[短期] ▶若年性認知症相談コールセンターの設置 ▶認知症連携担当者によるオーダーメイドの支援体制の形成 ▶若年性認知症就労支援ネットワークの構築 ▶若年性認知症ケアのモデル事業の実施 ▶国民に対する広報啓発 [中・長期] ▶若年性認知症対応の介護サービスの評価 ▶就労継続に関する研究

〈厚生労働省「認知症の医療と生活の質を高める緊急プロジェクト」報告書より抜粋〉

認知症を予防する時代がやってきた！

●世界中で認知症予防が積極的に行われている

認知症への取り組みは、2008年、「認知症の医療と生活の質を高める緊急プロジェクト」が発足して以来、活発に行われ、2011年には国の要請を受け、「日本認知症予防学会」が立ち上がり、2012年に施行された改正後の介護保険法には「認知症の予防」が「認知症に関する調査研究の推進」対象として盛り込まれました。

増え続ける認知症を食い止めるためには、まず、「予防する」という発想が必要になってきたのです。認知症の研究が進み、早期発見、早期治療、そして予防の重要性も明らかになりました。こうした動きは日本だけにとどまらず、世界中で認知症予防が重要な課題と考えられるようになりました。

残念ながら今の医学では、一度失った脳の神経細胞をもとのように取り戻すことはできません。若いころから、食生活や生活習慣を意識的に見直し、認知症にならない体づくりに積極的に取り組んでいきましょう。

第2章

認知症が起こるしくみを理解すれば、何をなすべきかが見えてくる

同じ「物忘れ」でも、老化と認知症では大きな違いがある

●「物忘れ」は区別がつきにくいのだが

認知症の初期症状は、老化によるものだと思われがちだと、第1章でお話ししました。では、老化による物忘れと認知症との違いは、いったいどこにあるのでしょうか？

加齢に伴う物忘れは、老化による記憶力の低下であって、病気ではありません。40～50代までは、知的能力も伸びるとされています。しかし、その後は、体の他の機能と同じように衰えをみせ、脳の機能も低下していきます。

個人差はあるものの、物忘れをしたり、新しいことが覚えられないといったことは、誰にでも起こる症状なのです。

しかし、認知症の場合は違います。認知症は脳の病気です。脳の神経細胞が壊れて、記憶や認知能力が失われ、生活に支障をきたすものです。特に記憶にかかわる症状は老化と区別がつきにくく、見落としがちです。早期発見、早期治療をするためにも、老化による物忘れと認知症の違いを知っておきましょう。

物忘れにおける老化と認知症の違い

	老化	認知症
・原因	加齢によるもの。脳の神経細胞の機能が低下する	脳の病気。広い範囲で脳の神経細胞が死滅して数が減少し、脳が萎縮する
・記憶力	記憶力が低下する	記憶力の低下とともに、判断力や時間の感覚も低下する
・自覚	物忘れをしているという自覚がある	物忘れをしているという自覚がない
・体験	体験したことの一部分を忘れる	体験したこと全体を忘れる
・進行	進行しない	進行していく
・日常生活	環境に変化がなければ特に支障はない	支障がある

認知症の主な初期症状

- 人や物の名前が出てこない、覚えていない
- 置き忘れやしまい忘れが多い
- 何度も同じことを話す、聞く
- 慣れている場所で道に迷う
- ふつうに会話ができない、話の内容が理解できない
- 時間、日付、住所、電話番号がわからない
- 疑り深くなる
- ささいなことに怒る
- 薬の管理ができない
- 今まで日課にしていたことをしなくなる
- 以前よりだらしなくなった

認知症はなぜ、起こるのか？

●認知症全体の約90％を占める三大認知症

認知症は脳の病気です。脳の神経細胞が何らかの原因で破壊され、意識が明瞭なときに、物事を判断したり記憶したりする力が障害を受けるものです。

つまり認知症とは、脳の神経細胞を破壊する原因疾患によってもたらされる症状で、原因疾患の数は200〜300くらいあるといわれています。

その代表とされるのが、アルツハイマー型認知症、脳血管性認知症、レビー小体型認知症の3つで、認知症全体の約90％を占めています。

脳の神経細胞内にβアミロイドタンパクが蓄積して起こるものを「アルツハイマー型認知症」、脳梗塞や脳出血など脳血管性の病気が原因のものを「脳血管性認知症」、レビー小体という異常なタンパク質が蓄積して起こるものを「レビー小体型認知症」と呼び、「三大認知症」といわれます。原因となる病気によって脳の神経細胞の傷つき方が違うため、あらわれる認知症の症状も違ってくるのです。

認知症の原因疾患別の割合

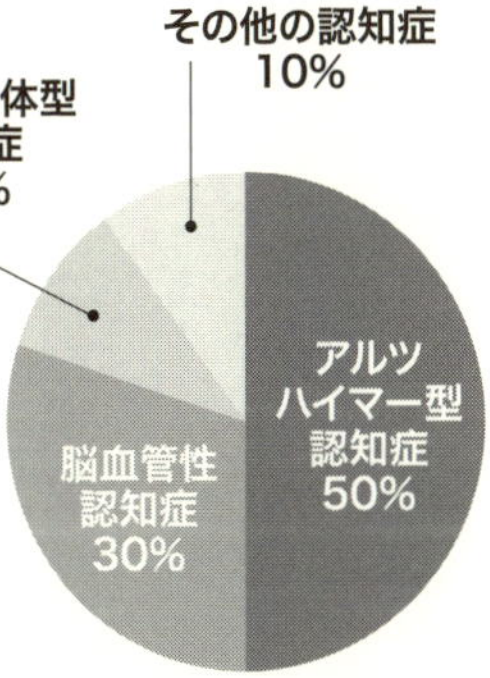

認知機能をつかさどる脳のしくみ

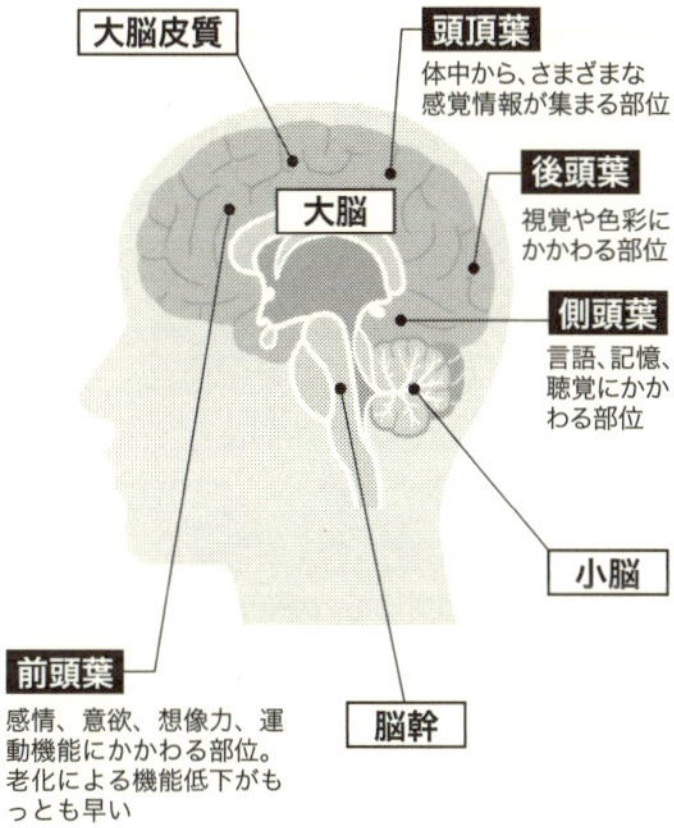

●脳の神経細胞の破壊が認知症を引き起こす

では、脳の神経細胞の損傷は、どのようにして認知症の症状をもたらすのでしょうか？

脳には1000億個の神経細胞があり、その神経細胞に情報を運ぶ役割をしているのが神経伝達物質です。

認知症のなかで大きな比率を占めるアルツハイマー型認知症は、大脳皮質にある神経細胞が徐々に死滅し、脳が萎縮していく病気です。神経細胞が死滅することによって神経伝達物質も失われ、脳全体のネットワークが崩壊して、脳の働きがストップします。そのため、さまざまな症状があらわれるのです。

また、脳血管性の病気で起こる認知症は、脳出血や脳梗塞で血管が破れたり詰まったりして、神経細胞が破壊されることで起こります。小さな脳梗塞が10カ所以上できると、認知症の症状があらわれるといわれています。

●脳の傷つき方で症状が違う

アルツハイマー型認知症では、徐々に神経細胞が侵され、ゆっくりと進行していくため、ごく初期には老化による症状とほとんど区別がつきません。

初期のころは物事を思い出したり、考えたりする力が低下するため、人の名前や場所を忘れることが多くなりますが、言葉を発することはでき、ふつうに会話をすることもできます。

一方、脳血管性認知症は、脳出血や脳梗塞で傷ついた場所によって、その症状が違ってきます。たとえば、言葉をつかさどる言語中枢が傷ついた場合は言語能力が障害され、言葉が出てこなかったり、会話の内容が理解できなかったりと、人とのコミュニケーションがうまくいかなくなることがあります。

このように、脳の中で起こるさまざまな障害によって、認知症の症状のあらわれ方や程度が違ってくるのです。症状が似ていても、原因となる病気によって治療法も変わってきます。様子が変だと気づいたら、なるべく早く専門医を受診しましょう。

認知症の原因疾患

神経変性疾患	アルツハイマー型認知症、レビー小体型認知症、前頭側頭葉型認知症、進行性核上性麻痺、皮質基底核変性症、パーキンソン病、脊髄小脳変性症、ハンチントン舞踏病など
脳血管障害	脳出血、脳梗塞など
外傷性疾患	脳挫傷、脳内出血、慢性硬膜下血腫など
腫瘍性疾患	脳腫瘍（原発性、転移性）、がん性髄膜炎など
内分泌疾患	甲状腺機能低下症、副甲状腺機能亢進症、副腎皮質機能低下症など
代謝性疾患	ウェルニッケ脳症、ペラグラ脳症、ビタミンB_{12}欠乏症、肝性脳症など
感染性疾患	髄膜炎、脳炎、クロイツフェルト・ヤコブ病など
中毒性疾患	アルコール中毒、薬物中毒、有機化合物中毒など
その他	正常圧水頭症、低酸素脳症など

認知症の症状は中核症状と周辺症状の2つ

●脳の障害がダイレクトにあらわれる中核症状

認知症の症状は、誰にでも共通して起こる「中核症状」と、周囲とのかかわりのなかで起こる「周辺症状」の2つに分けられます。

中核症状とは、脳の神経細胞が壊れることによって起こる症状で、記憶障害、見当識障害、認知障害（失語、失行、失認、実行機能障害）をいいます。

特に記憶障害は、認知症の初期段階から必ずみられるもので、老化による物忘れとの区別がつきにくく、見逃しやすい症状です。

見当識障害の「見当識」とは、時間や場所など、自分が置かれている状況をきちんと理解することをいいます。つまり見当識障害になると、時間がわからなくなる、よく知っているはずの場所で道に迷う、などの症状があらわれるのです。さらに進行すると、人の顔がわからなくなることもあります。

認知障害とは、失語、失行、失認、実行機能障害の4つをさします。

失語は、声は出るのに言葉が思い出せない、物の名前が出てこないなど、「健忘失語」と呼ばれるもので、言葉の意味や読み書きは可能です。

失行は、ボタンかけができない、シャツが着られないなど、よく知っているはずの動作が上手にできません。

失認は、見たり、聞いたり、手で触っても、それが何か理解できず、脳が情報として判断できない状態をいいます。

実行機能障害は、計画を立てたり、手順を考えたりすることができなくなるものです。この障害は個人差が大きいため、発病前にできていたことができなくなり、仕事上や日常生活において支障が出たときに、障害があると判断します。

このように中核症状は、脳の障害が直接かかわるもので、脳の神経細胞の減少の程度によって、進み方も変わってきます。

●中核症状を背景にして起こる周辺症状

周辺症状は、中核症状があらわれたとき、周囲とのかかわりのなかで起こるもので、主に気分障害、妄想、幻覚などの症状があります。

周辺症状は、その人の性格や環境によってあらわれ方が違い、家族にとってはいちばんつらく、介護の負担となるものです。

気分障害とは、一般には気分のひどい落ち込みや高揚をさし、日常生活に支障をきたすものです。認知症で多くみられるのは、不安・焦燥、緊張感、怒りっぽい、考えがまとまらない、物事を悲観的にしか考えられない、感動できないなどで、うつ病と間違われることもあります。

妄想とは、現実にはあり得ないことを確信して、それに対する説得を受けつけない状態をいい、被害妄想、嫉妬妄想などもあります。特に、物を盗まれたと騒ぐ「物盗られ妄想」はたいへん多く、認知症による妄想の約60％を占めます。物盗られ妄想は、中核症状と周辺症状の関係をあらわすたとえとしてよく用いられます。

大切なお財布をなくさないようにある場所にしまったのに、その場所を忘れてしまい（中核症状）、「○○に盗まれた」という妄想を抱いて騒ぐ（周辺症状）というものです。

妄想とともによくあらわれるのが幻覚で、見えるはずのないものが見えたり（幻視）、聞こえるはずのない音が聞こえたりする（幻聴）現象です。幻味、幻臭、幻触などもみられます。このほか、周辺症状には、せん妄、徘徊、暴言・暴力、多弁、多動、過食、異食、拒食、失禁、不潔行為などがあります。

中核症状と周辺症状

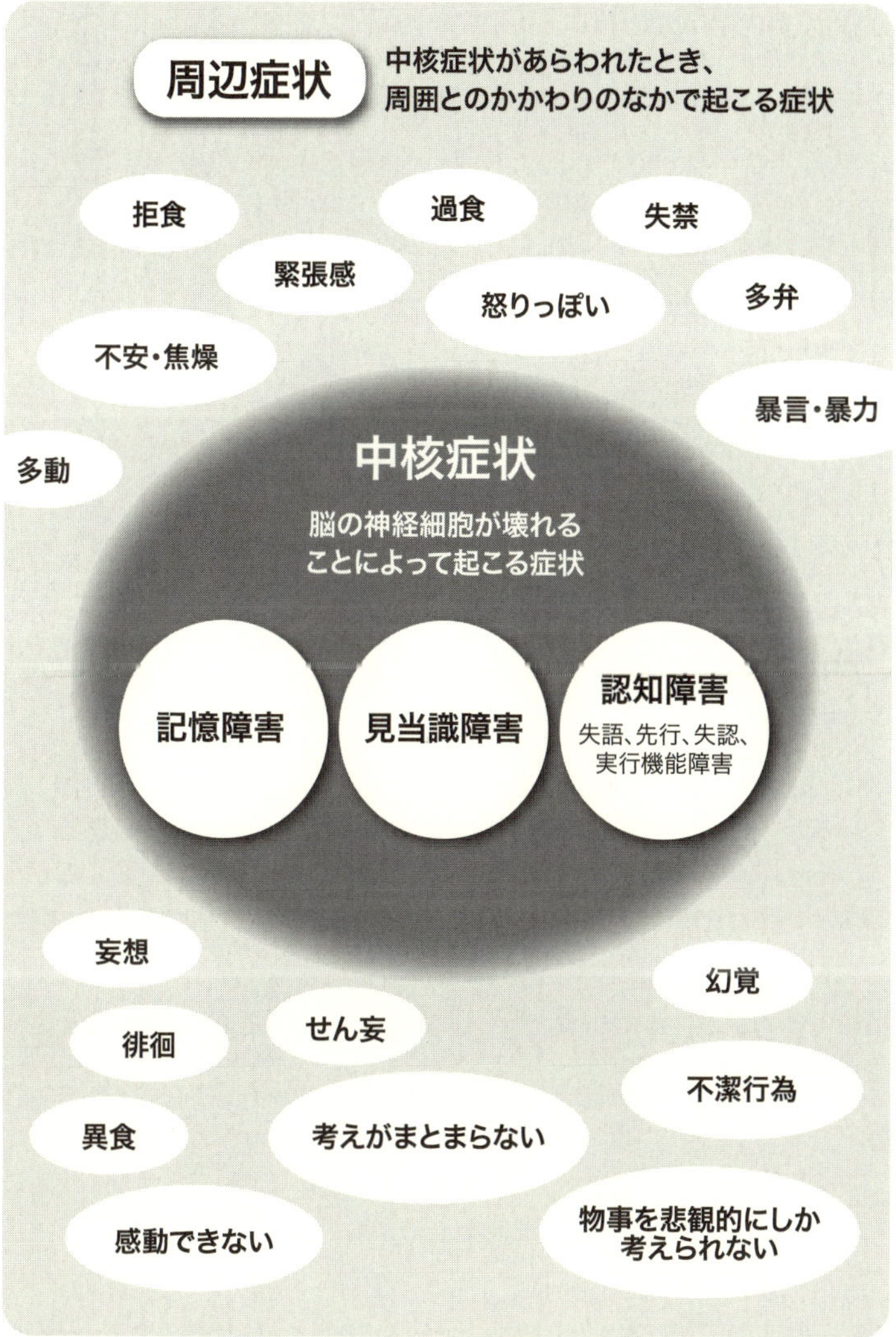
周辺症状
中核症状があらわれたとき、
周囲とのかかわりのなかで起こる症状
拒食
過食
失禁
緊張感
怒りっぽい
多弁
不安・焦燥
暴言・暴力
多動
中核症状
脳の神経細胞が壊れる
ことによって起こる症状
記憶障害
見当識障害
認知障害
失語、先行、失認、
実行機能障害
妄想
幻覚
せん妄
徘徊
不潔行為
異食
考えがまとまらない
感動できない
物事を悲観的にしか
考えられない

注目される軽度認知障害（MCI）

●MCIは認知症予備軍⁉

認知症予防が叫ばれるなか、今、注目を集めているのが軽度認知障害（MCI：Mild cognitive impairment）です。

MCIは、認知症になる前段階で、正常な状態と認知症の間に位置する、いわゆるグレーゾーンとして、クローズアップされている概念です。

MCIは認知症ではありませんが、まったく健康な状態というわけではありません。次のような症状はないか、チェックしてみてください。

①患者さんまたは家族による物忘れの訴えがある、②記憶障害以外の認知機能は正常に保たれている、③日常生活動作は自立している、④テストなどの検査を受けても認知症ではない、⑤年齢や教育レベルの影響だけでは説明できない強い記憶障害（記憶機能の低下、記憶力の低下）がある、の5つが全部当てはまれば、MCIと考えられます。

認知症にみられる物忘れというよりも、老化に伴う物忘れが進んでいる状態です。

認知症の前段階といっても、必ずしも認知症になるというわけではありません。MCIの半数はそのまま治療を受けなくても認知症にはなりません。しかし、残りの半数は年に12〜15％の割合でMCIからアルツハイマー型認知症に移行するとの研究報告もあり、MCIが認知症の発症予備軍であると注目されているのです。

最近の研究では、このMCIの時期に適切な治療を行えば、認知症を予防したり、発症を遅らせることができることがわかっています。おかしいなと思ったら、すぐに専門医を受診しましょう。

病院では、問診や記憶テストを行い、MCIが疑われた場合、SPECT（脳血流シンチグラフィ）で脳の血流を調べたり、PET（ポジトロン断層撮影）で脳の活動状況を調べます。本来は認知症の検査ですが、すでに認知症に移行していないかをここでチェックします。

認知症への移行が推測される場合は、認知症の治療法に従って薬物療法などを行うこともありますが、特に所見が認められなければ、食生活の改善や運動不足の解消、睡眠を十分にとるなど、生活習慣の見直しを行います。人との交流をはかったり、頭を使う趣味を持つなど、さまざまなことに積極的に取り組みましょう。

認知症はこのようにして進んでいく

●認知症の進行は3段階

個人差はありますが、認知症の大半は徐々に進行していきます。症状によって、進行過程は初期、中期、後期の3つの段階に分けることができます。

アルツハイマー型認知症は長い年月をかけてゆっくりと進行していきますが、脳血管性認知症は階段状に進んでいきます。

初期は、記憶力が徐々に低下していき、物忘れが激しくなり、置き忘れをしたり、日付がわからなくなったり、お金の管理が苦手になります。今までできていたことができなくなるので不安になったり、イライラして感情が不安定になります。

中期は、記憶障害が進み、道に迷ったり、薬の管理ができなくなるなど、まわりの人のサポートが必要になってきます。

後期は、衣服の着脱にも時間がかかるようになり、言葉によるコミュニケーションも難しくなって全面介助が必要になることがあります。

認知症の進行の仕方

初期
必要に応じて家族が
サポートすればよい

・記憶障害があらわれる
・置き忘れが増える
・日付がわからなくなる
・お金の管理が苦手になる
・イライラして感情が不安定になる
・意欲が減退する
・うつ状態になることもある
・妄想が出てくることもある

↓

中期
さまざまな場面で家族の
サポートが必要になる

・記憶障害が進む
・直前のことも覚えられなくなる
・自分で衣服が選べない
・薬の管理ができない
・日常での失敗が増える
・はじめての場所で道に迷う
・妄想や感情失禁などの行動障害があらわれる

↓

後期
全面介助が
必要になる

・家族の顔がわからない
・言葉でコミュニケーションがとれない
・よく知っている場所でも道に迷う
・運動機能が低下する
・トイレがわからなくなり、失禁することもある
・身のまわりのことが自分でできない
・寝たきりに近くなる

65歳未満で認知症を患う若年性認知症

●全国で少なくとも4万人

高齢化社会を迎え、年々認知症患者は増え続けていますが、認知症は高齢者に限った病気ではありません。65歳未満で認知症を患う人が全国で少なくとも4万人はいるといわれています。

若年性認知症は、男性が女性の2倍ほど多く、原因疾患の発症が女性よりも男性に多いためと考えられています。

65歳以上の認知症では、アルツハイマー型認知症や脳血管性認知症、レビー小体型認知症がほとんどですが、若年性認知症ではこれらのほかに、頭部外傷後認知症（交通事故などによる外傷が原因）、前頭側頭葉型認知症（前頭葉と側頭葉が萎縮する）、アルコール性認知症（多量の飲酒が原因）なども多くみられます。

若年性認知症になる年齢は、40代、50代の働き盛りということもあり、経済的な問題や介護にかかわる問題など、高齢者とはまた違った問題を抱えています。

若年性認知症の基礎疾患

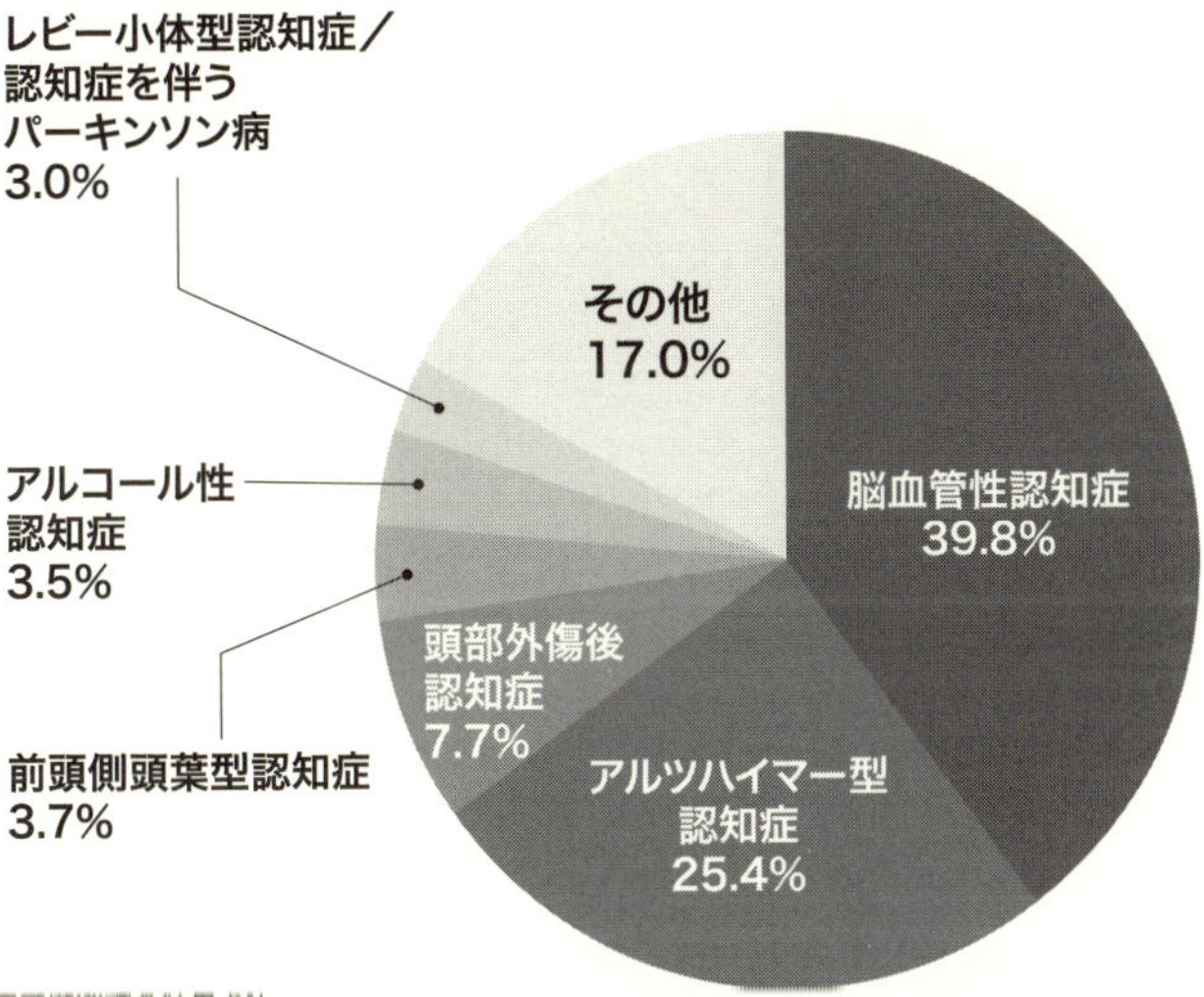

※厚生労働省調査結果より

仕事上でミスが続いたり、家事が思うようにはかどらなかったりと、今までと違う兆候がみえたら、すぐに専門医の診察を受けてください。

認知症の研究も進み、早期発見、早期治療で、進行を遅らせることも十分可能になりました。40歳以上なら、一部の原因疾患を除いて介護保険の適用も受けられます。

若年性認知症は、高齢者の認知症と違って進行が速いのが特徴です。忙しいからといって後回しにせず、早期発見、早期治療を心がけましょう。

認知症の検査と診断

●まず、受診させてみよう

まわりの家族が認知症かもしれないと気づいたら、まず、認知症の専門医のいる精神科、神経内科、老年科を受診してください。最近では、認知症外来や物忘れ外来を設けている病院も増えてきました。

かかりつけ医に相談するのもいいですが、認知症診断を正確に行うためには、脳の画像診断が必要な場合があるので、設備のある病院を選びましょう。画像診断が受けられる病院がどこにあるかわからないときは、かかりつけ医や、保健所、保健センターなどの窓口で紹介してもらうといいでしょう。

患者さんが物忘れを気にしているようなら、病院へも連れて行きやすいのですが、受診を嫌がることもあるでしょう。そのようなときには、無理矢理連れて行こうとせず、病気を治すには受診しなくてはいけないということ、家族がどれだけ心配しているかということを伝え、納得させてから連れて行きましょう。嘘をついたり、強引に引っ張っていくのは不信感を生むだけです。患者さんが「病院へ行こう」と思えるように上手に説得してください。

どうしても、行きたがらない場合は、家族だけで先に受診してもかまいません。医師と相談のうえ、患者さんが受診できる方法をいっしょに考えてもらうといいでしょう。

病院へは必ず、ふだんの様子を知っている家族が付き添いましょう。医師にどんな生活を送っているか、伝えなくてはならないからです。受診する前に、いつごろから、どんな症状が出てきたかなど、メモにまとめておくと安心です。

●診察の流れ

受診すると、まず家族と患者さんに問診を行います。患者さんがそばにいると、話しにくいこともあるので、別の場所で待っててもらい、家族への問診を先に行います。その後、家族の話をもとに、患者さんへの問診を行います。このとき、患者さんのプライドを傷つけないよう細心の注意を払い、和やかに行います。問診が終わったら、知能検査を行います。知能検査は、認知症の診断には欠かせないものです。

日本でよく行われるのは、「改訂長谷川式簡易知能評価スケール」（45ページ）です。この検査は医師が質問して言葉で答えるタイプのもので、30点満点で20点以下だと認知症が疑われます。しかし、この検査は個人の知的レベルによって左右されたり、原因疾患の違いで高得点になることもあるので、あくまでも補助診断として用いられます。最終的にはその他の検査結果とともに総合的に判断されます。

●その他の検査

認知症の疑いがあるとわかったら、認知症を引き起こしている原因疾患の特定を行います。原因疾患がアルツハイマー型認知症なのか、脳血管性の病気なのかなど、治療方針を決めるためにも必要な検査です。

原因疾患を特定するために、MRI（核磁気共鳴コンピュータ断層装置）、X線CT（X線コンピュータ断層装置）、PET（ポジトロン断層撮影）、SPECT（脳血流シンチグラフィ）などの画像検査を行います。

MRIやX線CTは脳の形や脳内の異常を調べます。アルツハイマー型認知症やレビー小体型認知症の場合は、海馬や頭頂葉の萎縮がみられます。PETは脳内のブドウ糖と酸素の代謝を調べ、脳の活動状況をみます。SPECTは、脳の血流を調べるもので、PETと同様に、脳の活動状況がわかります。アルツハイマー型認知症の場合は、血流の減少がみられます。

改訂長谷川式簡易知能評価スケール

質問内容		配点
1. お歳はいくつですか？（2年の誤差までは正解）		0　1
2. 今日は何年の何月何日ですか？　何曜日ですか？ （年月日、曜日が正解でそれぞれ1点ずつ）	年	0　1
	月	0　1
	日	0　1
	曜日	0　1
3. 私たちが今いるところはどこですか？ （自発的に出れば2点、5秒おいて、家ですか？　病院ですか？　施設ですか？の中から正しい選択をすれば1点）		0　1　2
4. これから言う3つの言葉を言ってみてください。あとでまた聞きますのでよく覚えておいてください。（以下の系列のいずれか1つで、採用した系列に○をつけておく） 1: a）桜　b）猫　c）電車　　2: a）梅　b）犬　c）自動車		a：0　1 b：0　1 c：0　1
5. 100から7を順番に引いてください。 （100−7は？　それからまた7を引くと？と質問する。最初の答えが不正解の場合、打ちきる）	100−7	0　1
	93−7	0　1
6. 私がこれから言う数字を逆から言ってください。 （3桁逆唱に失敗したら打ちきる）	6-8-2	0　1
	3-5-2-9	0　1
7. 先ほど覚えてもらった言葉をもう一度言ってみてください。 （自発的に回答があれば各2点、もし回答がない場合、以下のヒントを与え、正解であれば1点） a）花の咲く木　b）動物　c）乗り物		a：0　1　2 b：0　1　2 c：0　1　2
8. これから5つの品物を見せます。それを隠しますので、何があったか言ってください。 （時計、鍵、タバコ、ペン、硬貨などの相互に無関係なもの）		0　1　2 3　4　5
9. 知っている野菜の名前をできるだけ多く言ってください。 （答えた野菜の名前を右欄に記入する。途中で詰まり、約10秒待っても出ない場合はそこで打ちきる） 5個までは0点。6個＝1点、7個＝2点、8個＝3点、9個＝4点、10個＝5点		0　1　2 3　4　5
満点：30点 ※20点以下は認知症の疑いがある	合計点数	

認知症の治療法は大きく分けて3つある

●薬、リハビリテーション、家族の支援が治療の中心

認知症であることがわかったら、いよいよ治療の開始です。原因疾患によって治療法も変わってきますが、基本的には薬物療法、リハビリテーション、家族（介護者）のサポートが認知症治療の中心です。

近年、認知症の研究が急速に進み、認知症の進行を遅らせたり、脳の機能低下を抑える薬が登場するようになりました。しかし、認知症そのものを完全に治す薬は今のところありません。現在使用されているのは、認知症に直接作用する薬と、症状の緩和を主な目的とする対症療法薬の2種類です。

認知症に直接作用する薬として日本でよく用いられるのは、1999年に日本ではじめてアルツハイマー型認知症の治療薬として認可されたアリセプトです。その後、2011年にレミニールとメマリーも認可されました。

また、徘徊や幻覚、不安・焦燥などの周辺症状が起こったときは、対症療法薬として

抗うつ薬、気分安定薬、抗不安薬などを処方されることがあります。しかし、記憶障害や見当識障害などの中核症状にはあまり効果はみられません。

このように、薬物療法だけでは認知症のすべての症状を軽減させることはできません。脳を活性化するリハビリも重要な治療法の一つになります。

脳は、失われた機能をほかの部分で補う力を持っています。脳を活性化させるリハビリには認知症の進行を遅らせたり、失われた機能を回復させる効果があります。

リハビリには、簡単な計算、字を書く、音読、回想療法（楽しい過去の記憶を語る）、音楽療法（合唱、合奏、手拍子など）、芸術療法（絵画や造形活動）などがあり、楽しみながら脳を刺激し、認知症に効果を発揮します。

そして、忘れてはならないのが家族の支えです。どんなに認知症に効果のある薬を服用したり、楽しくリハビリができたとしても、家族の支えがなければ十分な効果を発揮することができません。認知症の治療は、家族の支えや環境によって左右されるのです。

失敗が増えたといって叱るのではなく、認知症という病気をよく理解して、患者さんに寄り添いながら、笑顔で暮らせる環境を整えてあげることが、何よりもいちばんの治療なのです。

アルツハイマー型認知症

●脳が徐々に萎縮していくアルツハイマー型認知症

認知症のなかでもっとも多いのはアルツハイマー型認知症で、推定患者数は100万人といわれ、女性は男性の1・5倍から2倍の発症率とされています。

1906年、ドイツの精神科医アロイス・アルツハイマーがはじめて症例を報告し、「アルツハイマー病」「アルツハイマー型認知症」と名づけられました。

以前は、30〜50代に発症するものを「アルツハイマー病」、老年期に発症するものを「アルツハイマー型老年認知症」と呼んで区別していましたが、現在では年齢に関係なく、いずれも「アルツハイマー型認知症」と呼んでいます。

アルツハイマー型認知症は、大脳皮質にある神経細胞が徐々に死滅し、言語、記憶、聴覚にかかわる側頭葉と、体中の感覚情報が集まる頭頂葉から、脳の萎縮が始まる病気です。神経細胞が死滅することによって神経伝達物質も失われ、脳全体のネットワークが崩壊して脳の働きが低下し、さまざまな症状を引き起こします。

●治療の鍵を握る酵素ネプリライシン

通常、成人の脳の重さは1400g前後ですが、アルツハイマー型認知症を発症して10年ぐらいの脳は萎縮して、800〜900g以下に減少するといわれています。

アルツハイマー型認知症の人の脳を調べると、シミのような老人斑と、神経細胞の中には糸くずのような神経原線維変化がみられます。老人斑は、「βアミロイド」と呼ばれるタンパク質が神経細胞内に沈着して変化したもので、この時点で神経細胞はすでに死滅しています。また、神経原線維変化は、リン酸化されたタウタンパクが神経細胞内に蓄積して細胞を死滅させるもので、βアミロイドによって神経原線維変化も促進されることがわかっています。

通常βアミロイドは、有酸素運動によって増加するネプリライシンという酵素で分解され、脳内にとどまることはありませんが、加齢などによってネプリライシンの活性が低下し、細胞に蓄積されることがわかってきました。

2013年3月、理化学研究所・脳科学総合研究センターの西道隆臣シニアチームリーダーと長崎大学岩田修永教授らのチームは、ネプリライシンをつくる遺伝子をウイルスに組み込み、アルツハイマー型認知症を発症したマウスに注射して遺伝子治療を行ったところ、βアミロイドの量が半減し、健康なマウスとほぼ同じレベルまで学習・記憶能力を回復させることに成功したと発表しました。

これによって、ネプリライシン遺伝子治療導入の有用性が明らかになり、アルツハイマー型認知症の根本的な治療が実現できる可能性が出てきました。

このほか、これまでの研究によって、活性酸素のβアミロイド生成への関与や、「アポリポタンパクE4（アポE4）」と呼ばれる遺伝子がβアミロイドを沈着させやすくすることが判明しており、遺伝も危険因子の一つであることがわかっています。

●症状はゆっくりと進行していく

アルツハイマー型認知症の初期の症状は物忘れが中心で、直前の記憶から失われていき、老化によるものとほとんど区別がつきません。はじめは自分でも物忘れに気づきますが徐々に自覚が薄れ、捜し物が増えていきます。しかし、日常生活には支障はなく、こうした時期が2〜3年、人によっては5〜6年続き、ゆっくりと進行していきます。

中期になると、家計管理や、必要な物を必要なだけ買うといった買い物が難しくなり、その瞬間の出来事しか、判断できなくなります。

見当識障害が顕著になり、今日は何日か（時間）、今どこにいるか（場所）、目の前にいるのは誰か（人物）といったことがわからなくなっていきます。

日常の動作では、衣服の着脱ができない、家事の手順がわからない、家電製品が扱えない、駅で切符が買えない、トイレで排泄ができないなど、ふだんできていたことができなくなります。徘徊などの問題行動が出てくるのもこの時期で、介助が必要になります。こうした時期が2～3年続きます。

後期は脳の萎縮がかなり進み、家族の顔がわからなくなったり、言葉でコミュニケーションがとれなくなります。運動機能も低下して、しだいに歩けなくなります。自分の身のまわりのこともできなくなって全面介助になり、寝たきりになることもあります。

●アルツハイマー型認知症の検査と診断

どこか様子が変だなと気づいたら、すぐに専門医を受診させましょう。アルツハイマー型認知症は初期の段階からみつかるようになりました。早期発見は、アルツハイマー型認知症の治療に大きな影響を与えます。早い段階から治療を始めれば、進行を遅らせることができるようになりました。

病院ではまず問診、知能検査へと進みます。知能検査は、「改訂長谷川式簡易知能評価スケール（45ページ）」や、日常生活動作（ADL）と知的能力の障害の度合いを調べる「ＦＡＳＴ（Functional Assessment Staging）」、認知機能や記憶力を測定する「ＭＭＳＥ（Mini-Mental State Examination）」などが行われます。

その後、ＭＲＩ（核磁気共鳴コンピュータ断層装置）、Ｘ線ＣＴ（Ｘ線コンピュータ断層装置）、ＰＥＴ（ポジトロン断層撮影）、ＳＰＥＣＴ（脳血流シンチグラフィ）などの画像検査を必要に応じて行います。

これらの検査から総合的に判断し、アルツハイマー型認知症であるかどうか、進行具合はどうかなどを診断していきます。

●第一選択薬はアリセプト

アルツハイマー型認知症であることがわかったら、すぐに治療を開始します。アルツハイマー型認知症の治療で重要なことは、中核症状の進行を食い止めることと、周辺症状を緩和することです。

中核症状を食い止める第一選択薬はアリセプトです。アリセプトは初期であれば効果が出やすいので、できるだけ早く開始します。最近では、レミニールや、イクセロンパッチ、リバスタッチパッチ、メマリーなどの治療薬も認可され、選択薬の幅が広がりつつあります。妄想や幻覚、興奮、異常行動などの周辺症状には、抗精神病薬が使用されます。

認知症を引き起こす病気と治療法②

脳血管性認知症

●治療のタイミングが重要

脳血管性認知症は、脳出血や脳梗塞、くも膜下出血などの病気が原因で起こる認知症で、発症率は女性より男性のほうが上回っています。脳血管性認知症の治療で重要なのは、原因となる病気への治療です。現段階では根治療法が難しいアルツハイマー型認知症とは違い、原因がはっきりしているので、対策が立てやすいといえます。

しかし、治療が遅れれば脳の損傷が広がって神経細胞が死滅し、手の施しようがなくなります。治療のタイミングを間違えないためにも、脳血管性認知症についてよく理解しておく必要があります。

脳血管性認知症になるタイミングは2通りあって、一つは脳出血や脳梗塞、くも膜下出血などが突然起こり、意識障害や片麻痺《まひ》などの症状があらわれた後、それが発端となって回復直後から認知症の症状があらわれるものです。

もう一つは、意識障害や片麻痺などの症状は出ないまでも、手足のしびれや吐き気、嘔吐、めまいなどの一過性の発作を繰り返すうちに、しだいに認知症になっていくものです。

前者は認知症の始まりがはっきりしているので、症状が出たときはすぐに治療を始められますが、後者のように徐々に認知症が進んだ場合、見逃しやすいといえます。

多発性脳梗塞は、脳にいくつもの小さな梗塞ができるのですが、たとえば梗塞が10個以上になると、認知症の症状があらわれるといわれています。この場合、段階的に症状が進行するので、発症時期ははっきりしません。

脳血管性認知症の危険因子である高血圧、糖尿病、脂質異常症、狭心症、心筋梗塞などにならない生活習慣を身につけることが、とても重要です。常に血圧をコントロールし、危険因子の治療を行うことで、認知症の発症はかなり予防することができます。そして、再発を予防することが、認知症の悪化を防ぐことにもなります。

●脳血管性認知症の特徴とは

脳血管性認知症の主な症状は、他の認知症とほとんど変わりはありません。ただ、抑うつ状態になって閉じこもりがちになったり、意欲が失われて元気がなくなり、ボーッと過ごすことが多くなって、動作も緩慢になることがあります。また、そのほかの症状のあらわれ方にも特徴がみられます。

脳血管性認知症は、障害を受けた脳内の場所によって症状が違います。たとえば、言語中枢に障害があれば、言葉がうまく出てこなかったり、ろれつが回らないなど、障害を受けたところの機能が低下します。ですから、脳血管障害の再発などによって、今まであらわれていなかった症状が、ある日突然、発現したり悪化するなど、変動することもしばしばです。また、原因となる病気によっても脳が障害を受ける場所が違うため、必然的に症状にもばらつきが出ることがあり、しっかりしている部分と欠落した部分が入り交じった、いわゆる「まだらぼけ」といわれるような状態がみられることがあります。

●治療の中心は対症療法とリハビリ、再発予防

脳血管性認知症の検査は、「改訂長谷川式簡易知能評価スケール」（45ページ）などの知能検査と、ＣＴやＭＲＩといった画像検査でわかります。脳血管性認知症の患者さんは前頭葉の血流が阻害されるため、感情のコントロールができなくなることがあります。

現時点では、脳血管性認知症の記憶障害や、その他の機能障害を改善させる方法はないため、周辺症状への対症療法とリハビリテーション、再発予防が治療の中心になります。

レビー小体型認知症

●レビー小体型認知症の最大の特徴は幻視

三大認知症の一つといわれるレビー小体型認知症は、欧米ではアルツハイマー型認知症に次いで2番目に多く、発症率は女性よりも男性のほうが約2倍多くなっています。高齢者の認知症患者の約20％を占め、まれに30～40代で発症することもありますが、高齢者に頻度の高い認知症といえます。

「レビー小体」とは、もともとはパーキンソン病の人の、中脳の中にたまった異常なタンパク質をさす言葉ですが、これが大脳皮質の広い範囲の神経細胞内や脳幹に沈着して発症するのがレビー小体型認知症です。

レビー小体型認知症の最大の特徴は、記憶障害のほかに、レビー小体型特有の幻視が起こる点にあります。アルツハイマー型認知症でも人を間違えたり、亡くなった人が見えたりすることはありますが、レビー小体型の幻視は実際には存在しないものがはっきりと見えます。

レビー小体型認知症は、アルツハイマー型認知症や脳血管性認知症と間違われやすく、パーキンソン病と診断されることも少なくありません。

しかし、いるはずのない子どもや虫、小動物などが見えるため、レビー小体型認知症だとわかります。幻視に伴い、妄想や異常行動がみられることもあります。

また、日や時間帯によって、頭がはっきりしているときとボーッとしているときがあり、手足のふるえ、こわばり、すくみ足歩行、動きの鈍さなど、「パーキンソン症状」と呼ばれる身体的症状もみられます。

●PETやSPECTなどの画像診断が有効

レビー小体型認知症は進行が早いとの指摘もあり、早期に正確な診断を下せるかどうかが重要となってきます。レビー小体型認知症を鑑別するためには、CTやMRIで脳の構造上の変化を調べるよりも、PETやSPECTで脳の機能的変化を知ることが重要になります。これらの検査を行うと、レビー小体型認知症では、頭頂葉や側頭葉、後頭葉に血流の低下がみられることがわかっています。

レビー小体型認知症には、アリセプトが有効とされ、幻覚症状には漢方薬の抑肝散、パーキンソン症状にはエフピーなどの抗パーキンソン病薬がよく用いられます。

前頭側頭葉型認知症／進行性核上性麻痺／皮質基底核変性症

●前頭側頭葉型認知症

前頭側頭葉型認知症とは、その名の通り、前頭葉と側頭葉が萎縮して起こる認知症です。ほとんどが65歳以下で発症し、発症率の男女差はなく、アルツハイマー型認知症や脳血管性認知症などにみられる記憶障害はあまり目立ちません。

前頭側頭葉型認知症の原因疾患はいくつかのタイプに分かれますが、その代表疾患として知られているのが「ピック病」です。ピック病は「ピック球」と呼ばれる異常物質が神経細胞内に沈着する病気で、前頭葉と側頭葉の萎縮を引き起こします。

前頭葉の萎縮によって、理性と感情の抑制が効かなくなり、怒りっぽくなった、無愛想になった、集団行動ができない、あいさつをしない、しゃべらないなど、以前にはまったく考えられないような、自制力の低下がみられるようになります。

攻撃性や社会的逸脱行為を抑える抗精神病薬、気分安定薬、脱抑制や常同行動へはセロトニン選択的再取り込み阻害薬（ＳＳＲＩ）などが用いられています。

●進行性核上性麻痺

進行性核上性麻痺とは、脳幹や小脳などの神経細胞内に、リン酸化されたタウタンパクが蓄積して細胞を死滅させ、脳のこれらの部分が萎縮するのが特徴です。発症年齢は40歳以降で、大部分は50～70代に発症します。

記憶障害、言語障害、歩行障害などがみられ、よく転ぶというのが特徴です。根本的な治療法はありませんが、抗パーキンソン病薬や抗うつ薬が使われることがあります。

●皮質基底核変性症

皮質基底核変性症は60～65歳で発病することが多く、CTやMRIで大脳皮質のどちらか片側の頭頂葉に萎縮が認められます。

初期には、片側の腕が思うように使えない、手先のふるえ、手足のぴくつき、筋肉のこわばり、無表情など、パーキンソン病に似た症状があらわれます。さらに進行すると、一般的な認知障害があらわれ、動くものを目で追えなくなるのも特徴です。

今のところ、根本的な治療法はありませんが、パーキンソン症状には抗パーキンソン病薬、手足のぴくつきには抗けいれん薬のリボトリールなどが有効です。

混合型認知症

●診断が難しい混合型認知症

高齢者は認知症以外に、循環器疾患など、他の持病を持っていることが多く、アルツハイマー型認知症の患者さんに脳梗塞が発生するのは珍しいことではありません。

多発性脳梗塞で比較的小範囲の梗塞（ラクナ梗塞）が何回か続いて、脳血管性認知症の症状があらわれ、アルツハイマー型認知症の症状に加わることがしばしばあります。

このような場合に、無理に分類するよりも「混合型認知症」と呼んだほうが便利です。治療は両方とも続けるのが原則ですが、手技的にリハビリのやり方を変えなければならない場合があります。逆に、脳血管性認知症の患者さんに発症したアルツハイマー型認知症が進行した場合も、混合型認知症と呼ぶのがふさわしいこともあります。

アルツハイマー型認知症が進行すると、危機管理が困難になり、リハビリ中に技師が目を離したわずかな隙に転倒して骨折し、事故責任の争いが起こることも珍しくありません。

自宅で転倒する例も多く、そういう危険な動作をしてはダメと後方から制止するのではなく、すばやく患者さんの前方に回って、手すりにつかまってから立ち上がらせたり、正しく安全な動作を目の前でやってみせるのがもっとも有効です。

●大腿骨骨折は認知症を進行させる

認知症の患者さんは危機管理能力が低下するため、自宅や病院、施設内で転倒し、大腿骨頸部（丸い骨頭のすぐ下で、大腿部の側方から出っ張りとして触れる大転子との間）から折れ、整形外科で人工骨頭置換術を受けることが多いのです。

時期を変えて両側に起こり、患者さんが左右を間違えて医師に報告したと思い、念のために反対側の大腿をみると、そこにも手術痕があったということもあります。

特に難度の高い手術ではなく、高齢者でも安心して受けられますが、手術後に一時寝たきりの状態になるため、筋拘縮（麻痺ではなく、こわばって動きが悪くなる）や萎縮による筋力の低下をきたさないように、整形外科医の判断でなるべくすみやかにリハビリを開始することがもっとも重要です。

また、これを機会に認知症の症状が一気に進行することがあるので、家族による話しかけなど、接触を絶やさないように注意する必要があります。

治る認知症と、認知症と間違えやすい病気

●認知症は治ることもある

認知症のなかには、正常圧水頭症や慢性硬膜下血腫、脳腫瘍、甲状腺機能低下症などのように、手術や薬で治るものがあります。

ステロイド剤や心臓病の薬が原因で認知症の症状を引き起こしているときは、すぐに服用を中止し、ビタミンB_1、B_{12}などの欠乏による認知症の場合は、ビタミン補充療法で改善します。

また、うつ病やせん妄、妄想、幻覚、難聴、脱水症状などは、認知症のような症状があらわれることがあります。素人では認知症か認知症ではないのか、判断はできません。おかしいなと気づいたら、まずは専門医の診察を受けましょう。

認知症の約1割は治療が可能だといわれています。適切な治療を行えば、治ることもあるのです。しかし、時間がたつと、脳の機能低下が進んで治らなくなることもありますので、なるべく早く受診しましょう。早期発見・早期治療が大切です。

第3章

認知症治療薬は問題点が山積

治療薬は「認知症そのものに作用する薬」と「周辺症状に使用される薬」の2種類

●薬の知識を持ち、きちんと選択することが重要

これまで述べてきたように、すでに死滅してしまった脳の神経細胞を再び蘇らせる手立てはありません。今ある症状を劇的に改善したり、進行をぴたりととめてしまうことは困難です。しかし、ある程度、正常な脳の神経細胞が残されているのであれば、適切な薬を使用して進行を遅らせることが可能です。

本来は、認知症になる前に生活習慣を改善し、体に必要な栄養成分をきちんととって、予防に努めるのがいちばんいいのですが、認知症の症状があらわれているのであれば、医師の診察を受けて適切な薬を使用するのがいいでしょう。

今ある認知症の治療薬は、大きく分けて「認知症そのものに作用する薬」と「周辺症状に使用される薬」の2種類です。

「認知症そのものに作用する薬」とは、認知症の中核症状に働きかけて進行を遅らせるもので、「周辺症状に使用される薬」とは、今あらわれている症状の緩和を主目的とし

た治療法です。

薬だからといって毛嫌いするのではなく、薬についての知識をきちんと持ち、患者さんにとっていちばんいい治療法を医師とともに選択していきましょう。

●認知症そのものに作用する薬とは

・アリセプト（一般名：ドネペジル塩酸塩）

認知症の中核症状に作用する薬として、もっとも用いられているのがアリセプトです。アリセプトは1999年に国内ではじめてアルツハイマー型認知症の治療薬として認可されました。当時この薬は、記憶障害や見当識障害などの中核症状の進行を遅らせることができる画期的な薬として登場しました。

アルツハイマー型認知症は、10～20年という長い年月をかけて、ゆっくり進行していく病気です。その過程で、βアミロイドと呼ばれる異常なタンパク質が、大脳皮質に分布する神経細胞の周辺に沈着し死滅させ、老人斑をつくります。その際、神経細胞に情報を運ぶ神経伝達物質も失われ、脳全体のネットワークが崩れるのです。

この神経伝達物質の一つであり、記憶や学習にかかわるアセチルコリンを分解する酵素アセチルコリンエステラーゼの働きを抑えて、認知機能障害の進行を遅らせるために開発されたのがアリセプトです。アリセプトの服用によって、脳内のアセチルコリンの量が増え、神経間の伝達がスムーズになり、認知症の改善につながります。

臨床試験の結果、12週間後から認知機能の改善が認められているため、アリセプトの効果は3〜4か月間投与後に、判定することになります。アルツハイマー型認知症は進行性の病気なので、アリセプトを服用しても症状が変わらないということは、すなわち、「現状が維持できている」ということであり、効果があると考えられます。

通常1日1回3㎎から経口服用を開始し、1〜2週間後に5㎎に増量。重度のアルツハイマー型認知症の患者さんには、5㎎で4週間以上経過後、10㎎に増量する場合もあります。その後は適宜減量します。錠剤のほか、細粒、口腔内崩壊錠（OD錠）、内服ゼリーなどがあります。最近では、アルツハイマー型認知症に限らず、レビー小体型認知症の記憶障害の改善にも使用されています。

・レミニール（一般名：ガランタミン臭化水素酸塩）

2011年、アリセプトに次いで国内で2番目に認可されたアルツハイマー型認知症の治療薬です。アリセプトと同様に、神経伝達物質アセチルコリンを分解する酵素アセチルコリンエステラーゼの働きを妨害し、脳内のアセチルコリンを増やします。

アセチルコリンエステラーゼ阻害薬の作用の仕方

アセチルコリンを分解するアセチルコリンエステラーゼの働きを阻害して、
神経伝達をスムーズにする

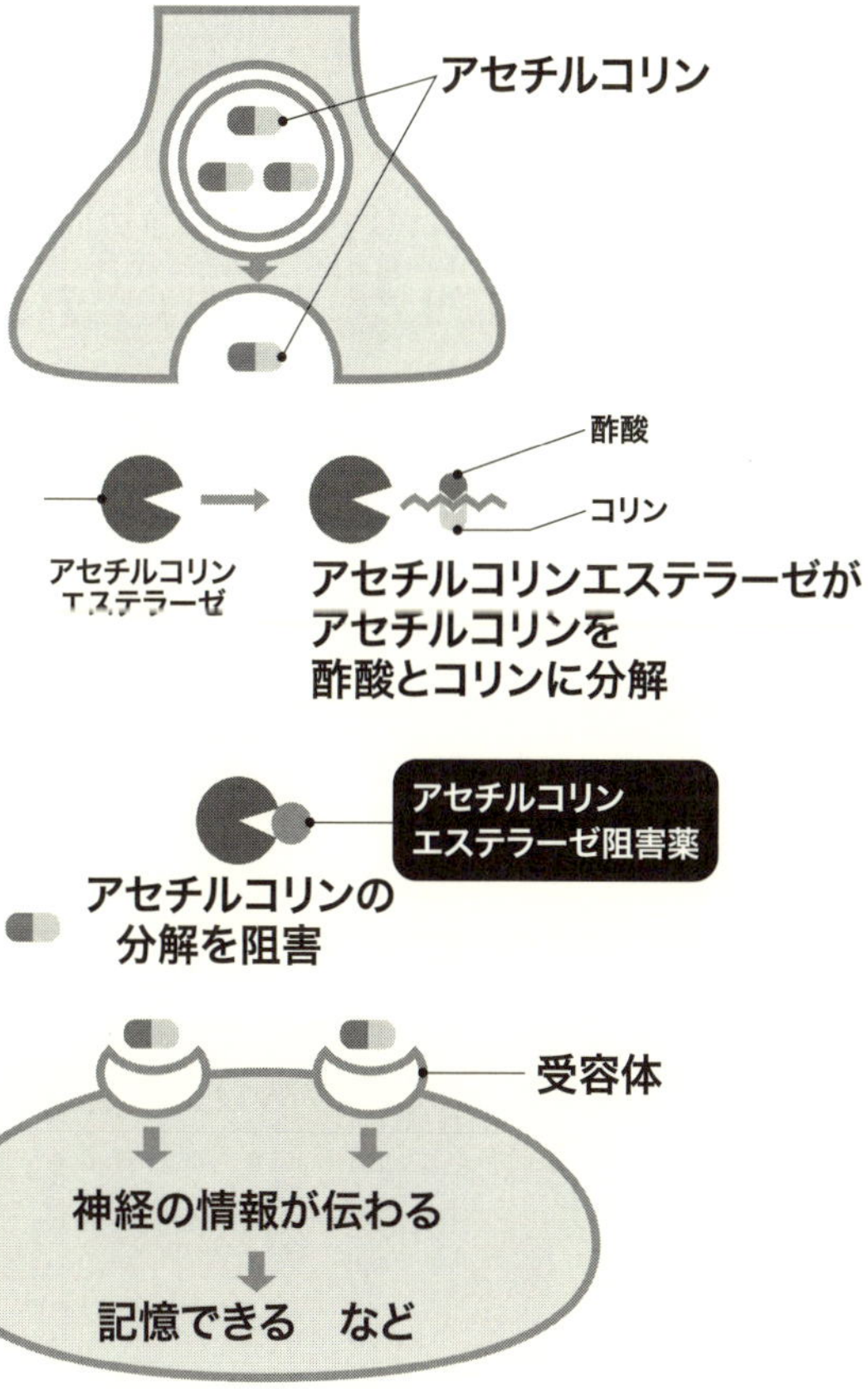

また、神経の情報伝達を促進する作用もあり、記憶障害、見当識障害、認知機能障害の進行を遅らせる働きがあります。

経口服用は1日8mg（1回4mgを1日2回）から開始し、4週間後に1日16mg（1回8mgを1日2回）に増量。4週間以上服用した後、症状に応じて1日24mg（1回12mgを1日2回）まで増量が可能です。錠剤のほか、口腔内崩壊錠（OD錠）、内用液などがあります。

・イクセロンパッチ、リバスタッチパッチ（一般名：リバスチグミン）

2011年、国内で3番目に認可されたアルツハイマー型認知症の治療薬です。アリセプトやレミニールとは違い、薬剤が皮膚から吸収される経皮吸収型製剤で、内服薬の飲み込みがうまくできない高齢者にとって、有効な治療薬といえます。

リバスチグミンには神経伝達物質アセチルコリンを分解する酵素アセチルコリンエステラーゼの働きを阻害する働きがありますが、さらにβアミロイドの沈着に関与しているとされる酵素ブチリルコリンエステラーゼの阻害作用もあわせ持つ薬剤です。

有効成分が皮膚からゆっくり吸収されるので、血中濃度が長時間一定に保たれ、急激な血中濃度の上昇が抑えられ、飲み薬による消化器障害などの副作用を軽減することができます。

ただし、貼った場所が赤みを帯びたり、かゆみが出るなど、皮膚症状があらわれやすく、使用開始から有効維持用量に達するまで時間がかかるなどの問題点があります。

通常、低用量の4・5㎎から開始し、4週ごとに4・5㎎ずつ増量。約3か月かけて有効量の18㎎まで到達させます。その後、18㎎を継続します。1日1回、都合のよい時間を決めて24時間おきに貼り替えます。

・メマリー（一般名：メマンチン塩酸塩）

アルツハイマー型認知症が進行すると、脳内のグルタミン酸という神経伝達物質が過剰になり、NMDA（N-methyl-D-aspartate）受容体が持続的に活性化してしまいます。これによって神経細胞が障害を受け、記憶障害や学習障害が起こると考えられています。

2011年に認可されたメマリーは、このNMDA受容体の拮抗作用から神経細胞を守り、記憶や学習障害を抑制しようというものです。その特性から、アリセプト、レミニール、イクセロンパッチ、リバスタッチパッチとの併用も試みられています。通常、1日1回5㎎から開始し、1週間に5㎎ずつ増量。維持量として、1日1回20㎎経口服用します。

●周辺症状に使用される薬

認知症の周辺症状を改善するために使用される薬には、抗うつ薬、気分安定薬、抗不安薬、睡眠薬、抗パーキンソン病薬、抗けいれん薬などがあります。

これらの薬は、いずれも治療の目的とする周辺症状があらわれているときに、いわば期間限定で服用し、症状が治まったら中止するものです。しかし、患者さんや家族が医師に状態を毎回詳細に報告しないと、変動した症状と合わない投薬が行われてしまうことがあります。また、ジェネリック薬品で効用がわからない場合には、処方箋を出した薬局で薬剤師に先発品を調べてもらうとわかります。

抗うつ薬とは、うつ状態の軽減を目的とする薬です。大きく分けると、三環系抗うつ薬、四環系抗うつ薬、SSRI、SNRIなどがあります。主な治療薬として、トリプタノール、アモキサン、トフラニール、テトラミド、ルジオミール、パキシルなどが使われています。

気分安定薬は、気分の波を抑え、気持ちを安定させる作用を持つ薬剤で、リーマス、デパケンなどがあります。抗不安薬とは、不安やそれに関連する症状の治療に用いられる薬で、リーゼ、デパス（短時間型）、ワイパックス、レキソタン（中間型）、セルシン

認知症そのものに作用する薬と周辺症状に使用される薬

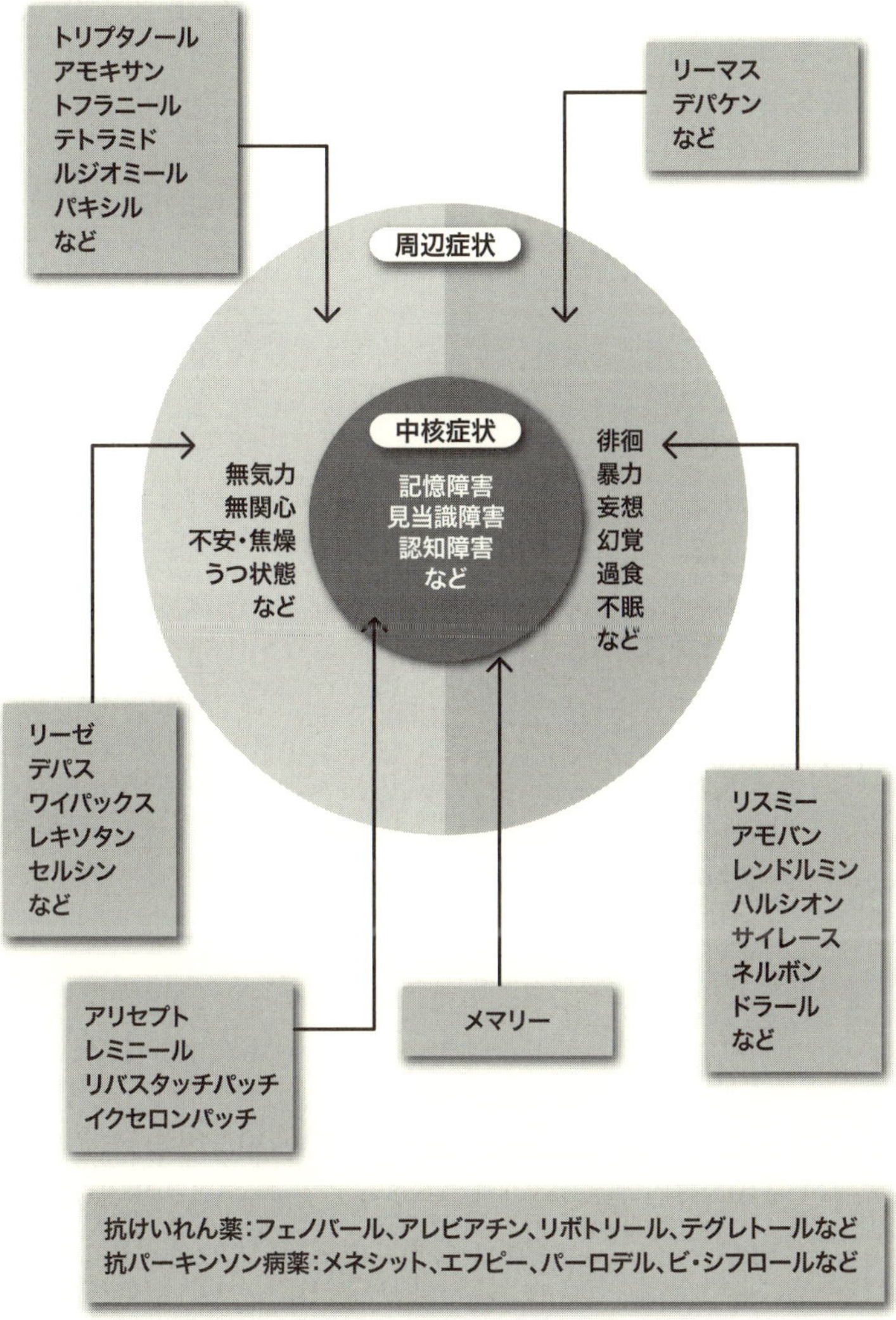
トリプタノール
アモキサン
トフラニール
テトラミド
ルジオミール
パキシル
など
リーマス
デパケン
など
周辺症状
中核症状
記憶障害
見当識障害
認知障害
など
無気力
無関心
不安・焦燥
うつ状態
など
徘徊
暴力
妄想
幻覚
過食
不眠
など
リーゼ
デパス
ワイパックス
レキソタン
セルシン
など
リスミー
アモバン
レンドルミン
ハルシオン
サイレース
ネルボン
ドラール
など
アリセプト
レミニール
リバスタッチパッチ
イクセロンパッチ
メマリー
抗けいれん薬：フェノバール、アレビアチン、リボトリール、テグレトールなど
抗パーキンソン病薬：メネシット、エフピー、パーロデル、ビ・シフロールなど

（長時間型）などが使われます。

睡眠薬は文字通り、不眠を改善するための治療薬です。たとえば、不眠を訴えて医師からリスミーを処方されたら、就寝前に飲んで安眠できればよく、眠れるようになったらいったんやめてみます。やめて次の日にまた眠れなかったら再開すればよく、飲まなくても眠れれば続ける必要はもちろんありません。アモバンなどとともに超短時間型に属し、ほかにレンドルミン、ハルシオンなどがあります。サイレース、ネルボンはもう少し効果が持続する中間型、ドラールは長時間持続型です。

抗けいれん薬は、過去に各種のけいれん発作があった場合に、再発防止のために服用することが多く、フェノバール、アレビアチン、リボトリール、テグレトールなどが用いられます。抗パーキンソン病薬には、メネシット、エフピー、パーロデル、ビ・シフロールなどがあります。急激な減量、中止により、「悪性症候群」と呼ばれる発熱、頻脈、意識障害などを引き起こすことがあるので、突然、投与を中断しないようにしましょう。

抗けいれん薬のフェノバルビタール、抗パーキンソン病薬のシンメトレル、L-ドパなど、薬によっては認知症状を引き起こすものもあり、服用を中止すると、認知症の症状が軽快することがあります。

無視できない治療薬の副作用

●副作用を知ることが治療への第一歩

認知症の進行を抑え、あらゆる症状を改善し、あっという間に認知症になる前の状態に戻るという、夢のような薬は残念ながら今のところありません。しかし、数十年前に比べれば飛躍的に研究が進み、治療薬は患者さんや家族に希望を与えてくれました。治療薬を服用して症状が改善する一方で、それと同じ分だけ、副作用のリスクを伴うのも事実です。

処方する医師は患者さんを毎日診察しているわけではありません。家族が医師にかわって患者さんの様子を見守る必要があります。

認知症治療に画期的な薬ともてはやされてきたアリセプトも、患者さんが問題行動を起こすなど、さまざまな副作用が表面化しています。

次のページに治療薬の副作用をまとめました。薬の知識を深め、患者さんにとって家族にとって、いちばん適切な治療を目指しましょう。

中核症状に作用する薬の副作用

アリセプト

失神、脈が少ない、心筋梗塞、心不全、気を失う、胸の痛み、息苦しい、むくみ、消化性潰瘍、胃痛、腹痛、下血、吐血、肝臓の重い症状、だるい、食欲不振、吐き気、発熱、発疹、かゆみ、脳性発作、脳出血、脳血管障害、けいれん、激しい頭痛、手足のふるえ、こわばり、無表情、じっとできない、体が勝手に動く、舌のもつれ

レミニール

悪心、嘔吐、食欲不振、下痢、食欲減退、頭痛、吐き気、腹痛、動悸、不眠、眠気、めまい、体重減少、脈が少ない、狭心症、心筋梗塞、失神、胸の痛み、息苦しい、気を失う、脳血管障害、けいれん、硬直、頭痛、脱水、消化性潰瘍・胃腸出血、胃痛、下血、吐血

イクセロンパッチ、リバスタッチパッチ

脈が少ない、狭心症、心筋梗塞、失神、胸の痛み、息苦しい、気を失う、脳血管障害、けいれん、硬直、頭痛、嘔吐、下痢、脱水、吐き気、消化性潰瘍、胃腸出血、胃痛、腹痛、下血、吐血、肝臓の重い症状、だるい、食欲不振、発熱、発疹、かゆみ、皮膚や白目が黄色くなる、尿が褐色

メマリー

けいれん、筋肉のぴくつき、ふるえ、硬直、全身けいれん、意識低下・消失、筋肉が発作的に収縮、失神、気を失う、もうろう状態、激しく興奮、攻撃的な行動、感情や声が激しく高ぶる、自分または他人を攻撃し傷つける、誤った思い込み、取り乱す、攻撃性、妄想、幻覚、錯乱、せん妄

第4章

薬がダメなら、食べもの、栄養成分で治せないか

認知症に効果のある食べもので進行を遅らせる

●食べものと認知症には密接な関係がある

近年、認知症に関する研究が進み、認知症も生活習慣病と同じくライフスタイルと密接な関係があることがわかってきました。なかでも食生活の影響は大きく、脳血管性認知症はいうまでもなく、アルツハイマー型認知症も、食生活の改善によって予防できるという説が有力になっています。

２００６年、アメリカのヴァンダービルト大学医学部Ｑｉ Ｄａｉ博士による、大規模な疫学調査の結果が発表されました。

約１８００人の日系アメリカ人を対象にしたこの調査によると、週３回以上、野菜または果物のジュースを飲む人は、週に1回未満しか飲まなかった人に比べると、アルツハイマー型認知症の発症率が76％も低かったのです。週1～2回飲むだけでも、1回未満の人に比べると16％低下することがわかりました。これは果物や野菜に含まれる強力な抗酸化物質、ポリフェノールの働きではないかと考えられています。

●食べものの栄養成分が脳を守る

脳はたくさんの酸素を必要とするため、活性酸素が生じやすくなっています。これが脳の神経細胞に深刻なダメージを与え、シナプスの働きを低下させ、情報の伝達を阻害するのです。また、活性酸素は、アルツハイマー型認知症の主な原因である、βアミロイドの生成にもかかわっているのではないかと考えられています。

このような神経細胞の退化は静かに何十年もかけて進行し、認知症の発症へとつながっていきます。ある日突然に起こるわけではありません。ですから、40代ぐらいから脳によい食事をしていれば、予防できるというわけです。

野菜や果物には、活性酸素を撃退する抗酸化物質が豊富に含まれています。野菜嫌いの人とふだんからたっぷりとっている人、どちらが認知症になりにくいかは明らかです。また、シカゴのラッシュ大学健康老化研究所のマーサ・クレア・モーリス博士らが高齢者を対象に行った調査では、週に1回以上魚を食べる人は、食べない人に比べて、アルツハイマー型認知症になるリスクが60％も低くなることがわかりました。これは青魚に多く含まれるＤＨＡの作用だと考えられています。同様の報告が世界各国から寄せられており、青魚は認知症を防ぐ切り札的食べものといえるでしょう。

●適切に食べれば認知症の進行を抑えられる

すでに認知症を発症している人も、あきらめるのは早計です。正しい栄養知識を持って適切に食べれば、認知症を改善したり進行を遅らせることは可能です。

２００９年、タフツ大学のジェイムズ・ジョゼフ博士らの研究結果が発表されました。高齢ラットにクルミを含む食事を与えたところ、運動障害や認知障害が改善したというのです。クルミに含まれるオメガ3脂肪酸やポリフェノール、種々の抗酸化物質などの働きによるものと考えられます。人間なら、毎日7～9個のクルミを食べると効果が期待できます。

また、アメリカのシンシナティ大学のロバート・クリコリアン博士は、軽度の記憶力低下がみられる高齢者を2つのグループに分けて実験を行いました。

一つのグループにはブルーベリージュースを12週間飲んでもらい、もう一つのグループには偽のジュースを飲んでもらいました。すると、ブルーベリージュースを飲んだ人々には記憶力の改善がみられたということです。

これは、ブルーベリーに含まれるポリフェノール、アントシアニンの効果だと考えられています。

●食べものの効果を最大限に引き出そう

このように食べものには大きなパワーが秘められています。何よりうれしいのは、薬のような副作用がなく、認知症を防ぐ、あるいは進行を遅らせる、安全で手軽な方法だということ。食べものの効果を最大限に引き出すには、次のことに注意しましょう。

●旬のものを食べる

野菜にも果物にも魚介類にも旬があります。旬はもっともおいしく栄養価が高い時期です。自然のサイクルに合わせて食べるのが、合理的かつ効果的です。

●新鮮なものを食べる

旬のものでも、しなびていては栄養価は半減してしまいます。みずみずしさ、色、つや、張りなどをチェックして、できるだけフレッシュなものを選びましょう。

●よく噛んで食べる

よく噛むと、その刺激が大脳皮質に伝わり脳の血流が増します。脳が活性化するため認知症予防につながります。ただし、高齢者の場合は、噛むことよりも食べることが先決です。食べられなければ栄養をとれません。噛むことにこだわるより、楽しく食べられる工夫をすることが大切です。

認知症の進行を遅らせる食べもの①

にんじん

DATA
主な栄養素　カロテン（β-カロテン当量）9100㎍
食物繊維2・7g　カリウム280㎎
＊根、皮つき、生　可食部100gあたり

●抗酸化力の強いβ-カロテンが豊富

にんじんといえば鮮やかなオレンジ色が目を引きます。緑黄色野菜の代表格で、旬は冬です。色が濃く、表面がなめらかで張りがあるもの、ひげ根の少ないものを選びましょう。首の部分が黒っぽいものや青っぽいものは、甘みに欠けるので避けてください。葉にもビタミンやミネラルが豊富に含まれています。葉付きのものがあれば、ぜひ利用しましょう。

にんじんといえば誰でも知っているあのオレンジ色はβ-カロテンの色です。カロテンという名はキャロット（carrot）に由来しているといわれるほど、カロテンとにんじんは切っても切れない仲なのです。β-カロテンを長期にわたってとり続けると、認知機能の低下を抑えられるという報告があります。β-カロテンの持つ強い抗酸化力が、脳の機能維持に役立っていると考えられます。

にんじんには、きんときにんじんといわれる赤みが強い品種もあります。この赤い色は、β-カロテンではなく、トマトなどにも含まれているリコピンです。

自然界に広く分布している、このようなオレンジ色や赤色、黄色などの色素を総称して「カロテノイド」と呼んでいます。カロテノイドは抗酸化力が強く、リコピンにも脳の老化防止、生活習慣病予防効果があります。

●油といっしょにとると効果アップ

にんじんの栄養成分や風味は皮に多く含まれています。皮はできるだけ薄くむきましょう。炒めるときは、皮つきのままがいいでしょう。

β-カロテンは油に溶ける性質があり、油を使って調理すると、カロテンを効率よく摂取できます。生だとカロテンの吸収率は10％程度ですが、煮ると30％、油炒めにすると50～60％ぐらいになります。炒めもの、きんぴら、バターソテー、グラッセなどがおすすめです。生でサラダにするときは、オリーブオイルなどをかけて食べましょう。

ただし、にんじんにはアスコルビナーゼという、ビタミンCを破壊する酵素が含まれています。加熱すれば問題はありませんが、生でほかの野菜とあえると、その野菜のビタミンCまで壊れてしまいます。この酵素は酸に弱いので、酢やレモンを少し加えてください。多すぎるとカロテンが壊れてしまいますので、軽く垂らす程度にしましょう。

認知症の進行を遅らせる食べもの②

かぼちゃ

DATA
主な栄養素　カロテン（β-カロテン当量）4000㎍
ビタミンC43㎎　ビタミンE（α-トコフェロール）4・9㎎
＊西洋かぼちゃ生　可食部100gあたり

●抗酸化ビタミンのバランスが抜群、最強の組み合わせ

夏の終わりに収穫されたかぼちゃは数か月間保存され、完熟する晩秋から初冬に食卓に登場します。かぼちゃの旬はこの時期です。

ずっしり重く形がよいもの、軸が太く切り口が枯れてコルク状になっているものを選びましょう。カットされているものは、果肉の色が濃く、わたが詰まって種が大きいものを選んでください。

果肉の黄色い色はβ-カロテンの色です。この色が示すように、かぼちゃにはカロテンがたっぷり含まれています。そのうえ、抗酸化力が強いビタミンC・Eも豊富です。まさに最強の組み合わせといえるでしょう。かぼちゃは免疫力を高め血行を促進して、生活習慣病や老化を強力に防ぎます。

西洋かぼちゃと日本かぼちゃに大きく分けられますが、β-カロテンの含有量は西洋かぼちゃが圧倒的に多く、日本かぼちゃの約6倍も含まれています。

●ニコチアナミンがアルツハイマー型認知症を防ぐ

最近、かぼちゃに含まれるニコチアナミンという物質に、長期記憶改善効果があることがわかってきました。ニコチアナミンは血液脳関門を通過し、アンジオテンシン変換酵素（ACE）と呼ばれる酵素の働きを阻害して、アルツハイマー型認知症の発症を抑えます。アルツハイマー型に有効とされる、ACE阻害剤と同じ作用を持つと考えられています。

血液脳関門は、血液中の物質が簡単に脳に移行しないようにする、脳の血管壁のしくみです。これによって脳を有害物質から守っているのですが、脳によいはずの栄養成分も通れないことがあり、そういう物質は遠回りして脳に入るシステムになっています。しかし、ニコチアナミンはストレートに脳に到達して、効力を発揮します。

●加熱しても成分が破壊されず安心

ニコチアナミンは、加熱してもほとんど損失はありません。β-カロテンやビタミンEは油に溶けるので、吸収率を上げるには天ぷらやソテーなどがおすすめです。グラタンやコロッケ、ポタージュなどもいいでしょう。また、かぼちゃは蒸すと甘みがアップします。蒸してしょうゆベースの浸し汁に漬けたり、サラダにするのもいいでしょう。

トマト

DATA
主な栄養素　カロテン（β-カロテン当量）540μg
ビタミンC 15mg　食物繊維1.0g
＊生　可食部100gあたり

●南イタリアでは自家製のトマトソースを大量に作って保存し使用

トマトは乾燥した南米のアンデス高原生まれ。夏のイメージが強いのですが、じつは高温多湿の日本の夏は苦手です。そのため、日本では春から初夏に採れたトマトがいちばんおいしい、といわれています。

南イタリアでは、トマトの収穫期になると、自家製のトマトソースを大量に作って保存し、さまざまな料理に使います。このトマトとオリーブオイルが地中海式食事の主役となっており、健康の源といえるでしょう。

トマトは丸くて形がよいもの、ヘタが中心にあって張りがあるもの、ずっしり重いものを選びましょう。

●太陽の恵み、リコピン

トマトといえば、真っ先に思い浮かぶのはリコピンです。リコピンはリコペンとも呼ばれる赤色の色素です。カロテノイドの一つですが、とりわけ抗酸化力が強く、β-カロテンの2倍、ビタミンEの１００倍といわれています。

リコピンは血液をサラサラにして動脈硬化を防ぎます。血糖値をコントロールして糖尿病を予防したり、肥満を抑制したり、がんの発生を抑える作用もあります。

さらに、最近の研究によって、アルツハイマー型認知症やパーキンソン病などの神経変性疾患の発症を抑える、学習・記憶能力の衰えを防ぐ、などの働きがあることもわかってきました。今後の研究の進展が待たれます。

リコピンは、ピンク系よりも赤系のトマトにより多く含まれています。赤みが強いプチトマトやトマトの缶詰、トマトケチャップ、トマトピューレなども大いに活用しましょう。

●熱に強く油に溶ける

リコピンは熱に強く、油に溶けやすい性質があります。ですから、生で食べるより、イタリア式にシチューやソースのベースにしたほうが、大量に効率的に取り込めます。オリーブオイルといっしょに使うと効果が倍増します。

トマトはサラダの材料と決めつけずに、レパートリーを広げて、日々の料理にどんどん利用するといいでしょう。

ほうれんそう

DATA
主な栄養素　ビタミンC 35mg　カロテン（β-カロテン当量）4200μg　鉄2.0mg
＊生　可食部100gあたり

●ぜひ旬の冬にたっぷり食べよう

緑黄色野菜の王様ほうれんそう。これさえしっかり食べていれば健康を保てる、と信じ込ませるだけのカリスマ性があります。ほうれんそうの旬はいうまでもなく冬です。季節はずれのほうれんそうと旬のほうれんそうでは、栄養価もうまみも段違いです。ビタミンCは、夏採りは20mgですが、冬採りは60mgと3倍にもなります。ぜひ旬の時期にたっぷりとりましょう。

緑が濃く肉厚のもの、葉がピンと張ってみずみずしいもの、軸が丸く張っているもの、根の切り口が大きく赤みが強いものを選ぶといいでしょう。

●記憶力の維持・改善に役立つ

ほうれんそうにはさまざまな抗酸化物質が豊富に含まれています。タフツ大学のジェイムズ・ジョゼフ博士のラットを用いた研究では、若いころからほうれんそうを与えられていたラットは、年をとっても記憶力や学習能力が高く、認知障害に陥ることが少ないことがわかりました。さらに、老年期になり記憶障害が出ているラットにほうれんそうを与えると、記憶力や学習能力が中年期レベルまで回復したといいます。このように、ほうれんそうは認知症の発生を抑えるとともに、記憶障害や脳障害を改善します。

また、最近注目を集めているのが、ほうれんそうに含まれるグルタチオンという抗酸化物質です。アミノ酸の一種で人間の体内で絶えず作られ、あらゆる組織に多く存在しています。その抗酸化作用は、ポリフェノールより強力ともいわれています。しかも、細胞の機能低下をもたらす有害物質を解毒する働きがあるのです。

グルタチオンは老化に深くかかわっており、アルツハイマー型認知症の主な原因であるβアミロイドを解毒して、発症を抑えるのではないかと考えられています。

グルタチオンは、ほうれんそうのほか、ブロッコリーやキウイ、牛レバー、マダラなどに多く含まれています。

●あく抜きはすばやく行うこと

ほうれんそうにはシュウ酸が含まれているため、あく抜きが必要です。グルタチオンやビタミンCは熱に弱いので、沸騰したお湯に根元から入れ、10〜20秒ぐらいですばやく引き上げて水にさらします。軽くしぼるのがうまみを逃がさないコツです。

玉ねぎ

DATA
主な栄養素 カリウム150㎎ ビタミンC8㎎ リン33㎎
＊生 可食部100gあたり

●ファイトケミカル・イオウ化合物がぎっしり

血液サラサラ効果で一躍人気者になった玉ねぎは、食卓に欠かせない野菜の一つです。1年中出回っていますが、旬は秋です。

身がかたく締まっているもの、形がよく丸いもの、外皮がよく乾いていてツヤがあるもの、外皮に傷がなく浮いていないもの、芽や根が出ていないものを選びましょう。

玉ねぎの独特の辛みと刺激臭は、硫化アリルや硫化プロピルなどのイオウ化合物によるものです。これらのイオウ化合物はファイトケミカルの一種で、玉ねぎ、ニンニク、ニラなどのユリ科の野菜に多く含まれ、すぐれた効力を発揮します。

●記憶に深くかかわる「海馬」に到達して脳を守る

硫化アリルは、血栓ができるのを防ぎ、血液をサラサラにします。免疫力を高めたり発がん物質の生成を抑える作用もあります。さらに、ビタミンB_1の吸収を促進し、新陳代謝を活発にします。

また、硫化プロピルは生の玉ねぎに含まれている成分で、血糖値を下げる働きがあります。玉ねぎが酸化されたり加熱されると、硫化プロピルはトリスルフィドという物質に変わります。

トリスルフィドは、中性脂肪やコレステロールを低減させるとともに、脳の海馬まで到達して活性酸素を撃退します。海馬は記憶に深くかかわっており、アルツハイマー型認知症では真っ先に異変が生じる部分です。

玉ねぎには、脳内伝達物質を活性化する働きもあり、認知症予防効果に大きな期待が寄せられています。

●種類によって、サラダなどの生食・調理に使い分けを

玉ねぎは大きく、黄玉ねぎ、赤玉ねぎ、白玉ねぎに分けられます。黄玉ねぎは日本ではもっともポピュラーな品種で、幅広くさまざまな料理に使えます。赤玉ねぎは「紫玉ねぎ」とも呼ばれ、辛みも刺激臭も少なく、色が美しいのでサラダに最適です。白玉ねぎは水分が多く辛みが少ないため、生食に向きます。サラダや酢のもの、あえものなどがおすすめです。

それぞれの特徴を知っておいしく食べましょう。

ブロッコリー

DATA
主な栄養素　カロテン（β-カロテン当量）810μg
ビタミンC120mg　葉酸210mg
*生　可食部100gあたり

●花蕾の緑が鮮やかなものを選ぼう

ブロッコリーはカリフラワーやキャベツと同じアブラナ科の仲間で、地中海沿岸地域の生まれです。小さな緑色のつぶつぶは一つひとつが花のつぼみです。小さな花のつぼみがこんもり集まったものを「花蕾《からい》」といいます。私たちがふだん食べている部分です。この花蕾をきゅっと引き締めて越冬することによって、ブロッコリーのうまみが増します。旬は冬です。

緑が鮮やかで、花蕾がかたく盛り上がっているもの、切り口にス（空洞）がなくみずみずしいものを選びましょう。黄色っぽくなっているものは、花が咲きかけており、鮮度も風味も落ちているので避けてください。

●認知症を防ぐさまざまな栄養成分の宝庫

ブロッコリーの栄養素でひときわ目を引くのは、ビタミンCやβ-カロテンなどの抗酸化ビタミンの含有量の多さです。そのほか、ビタミンB群・E・Kなどのビタミン類、カリウムやカルシウム、リン、マグネシウム、鉄などのミネラル類も豊富です。これらの栄養成分が団結して生活習慣病や老化を強力にブロックします。

さらに、ファイトケミカルの一つである、スルフォラファンという成分も含まれています。スルフォラファンは、発がん物質などを解毒する酵素の働きを飛躍的に高めます。強い抗酸化作用もあり、活性酸素を除去する効果大です。

このように、ブロッコリーはずば抜けた力を秘めており、認知症予防にはうってつけの野菜です。

●ゆでかげんがポイント

ビタミンCの含有量は野菜のなかでもトップクラスですが、加熱すると壊れやすいのが難点です。ゆですぎないように注意しましょう。茎も栄養価が高いので、捨てずに炒めたり、サラダにして食べるといいでしょう。

ゆでるときは、花蕾と茎を切り離し、花蕾は半分ぐらいに切り、茎は厚く皮をむいてスライスします。沸騰した湯に入れ、花蕾の色が鮮やかになり、茎に透明感が出てきたら、ざるにあげてそのまま冷まします。

水っぽくなるので、水にさらすのは避けましょう。

認知症の進行を遅らせる食べもの⑦

イワシ

DATA
主な栄養素　タンパク質19・8g　カルシウム70mg
多価不飽和脂肪酸3・81g
＊マイワシ生　可食部100gあたり

●生、干物、缶詰など、さまざまな形で食卓に登場

イワシには、マイワシ、ウルメイワシ、カタクチイワシなどの種類があり、日本では、一般にイワシといえばマイワシをさします。イワシの旬は夏から初冬です。周期的に漁獲量が大きく変動し、残念なことに近年は昔のようには獲れなくなっています。

イタリア料理によく使われるアンチョビは、カタクチイワシを塩漬けにして熟成させたものです。独特の風味が好まれ、そのままワインのつまみに、ピザのトッピングに、ソースの隠し味にと多用されています。

日本でも、イワシは生だけではなく、めざしやみりん干し、しらす干し、ちりめんじゃこ、煮干し、缶詰など、さまざまに加工されてよく食べられています。

イワシを生で買うときは、太って丸みがあるもの、青くつやがあり身がピンと張っているもの、腹が割れていないものを選びましょう。黄色っぽいものは鮮度が落ちているので避けてください。

●ＥＰＡには脳血管性認知症を防ぐ効果があることが判明

イワシにはタンパク質やビタミン、ミネラルなど、さまざまな栄養素が含まれていますが、特筆すべきはＥＰＡ（エイコサペンタエン酸）です。ＥＰＡは多価不飽和脂肪酸の一つで、すぐれた生理作用を持っていることで広く知られています。

ＥＰＡには、血管を広げて血液の流れをよくしたり、血液をかたまりにくくする働きがあります。また、中性脂肪や悪玉コレステロールを減らし、しなやかな血管を保ちます。

山口大学医学部・小林誠教授らのグループは、狭心症や脳卒中の主な原因である、血管の異常収縮を引き起こす酵素を特定し、そのメカニズムを解明するとともに、ＥＰＡがその酵素の活性を阻害することを突き止めました。この研究成果は２００３年に発表され、大きな反響を呼びました。イワシは脳血管性認知症を防ぐうえで必須の食材です。

●ＥＰＡをとるには刺身がベスト

ＥＰＡはイワシの脂肪に含まれています。損失を防ぐには、刺身でそのまま食べるのがベストです。つみれ汁やホイル焼きもよく、脂肪ごととることが大切です。煮たり焼いたりすると約20％、揚げると50～60％ぐらいが溶け出してしまいます。また、抗酸化物質を多く含む緑黄色野菜といっしょにとると、ＥＰＡの酸化を防げます。

アジ

DATA
主な栄養素　タンパク質20・7g　ナイアシン5・4mg
ビタミン$B_6$0・40mg
＊マアジ生　可食部100gあたり

●血液をサラサラにして血管や脳を守る

アジはイワシと並ぶ代表的な青魚です。味がよいので「アジ」という名前になったといわれるほど、昔から親しまれています。ムロアジやシマアジなど種類は多いですが、一般にアジといえばマアジをさします。旬は春から夏です。

腹に丸みがあり、表面につやがあるもの、えらが鮮紅色のもの、ウロコがしっかりついているものを選びましょう。

アジは干物でもよく食べられます。ただし、塩分のとりすぎに注意しましょう。干物は白っぽいもののほうが、脂がのっています。黄色っぽいものは、鮮度が落ちているので避けてください。

また、独特の風味で知られるクサヤは、鮮度のよいムロアジやトビウオなどで作られる発酵食品です。栄養価が高く、カルシウムやマグネシウム、リン、鉄などのミネラルの含有量は、生の数倍から数十倍にものぼります。

アジにもDHAやEPAなどの不飽和脂肪酸が多く含まれています。イワシと同じく、特にEPAが豊富で、動脈硬化や高血圧症、脂質異常症などを防ぐ大きな効果が期待されます。血液をサラサラにして血行をよくし、脳の機能維持にも役立ちます。

また、アジやイワシにはタウリンという健康成分も多く含まれています。タウリンにも、血中のコレステロールを排出し、血圧を正常に保つ働きがあります。肝臓にたまった中性脂肪をとり除いて脂肪肝を改善したり、インスリンの分泌を促して糖尿病を予防する作用もあります。

●薬味をつけるとさらに効果アップ

アジといえば、たたきがよく食べられますが、薬味によく使われるショウガやシソ、ねぎには、抗酸化物質が豊富に含まれています。ショウガの辛み成分であるジンゲロンやショウガオール、シソと万能ねぎに含まれるβ-カロテンやビタミンCなどが、脂肪の酸化を強力に防いでくれます。

また、「なめろう」といって、みそを混ぜる場合もあります。魚の生臭さが苦手な人にはおすすめです。みそには、脳の機能を活性化するコリンやサポニンなどの栄養成分が含まれており、EPAとの相乗効果が期待できます。

認知症の進行を遅らせる食べもの⑨

マグロ

DATA

主な栄養素　タンパク質26・4g　ビタミンA（レチノール当量）83μg　セレン110μg

＊クロマグロ赤身生　可食部100gあたり

●ＤＨＡの含有量は全魚介類中ナンバーワン

マグロには魚の王様の風格があり、とりわけ日本人は好んで食べます。さまざまな種類がありますが、一般にはマグロというとクロマグロ（ホンマグロ）をさします。大きいものでは体長３ｍ、体重４００kg以上にもなり、スーパーマーケットでは生のものはあまりみかけません。冷凍ものがほとんどです。旬は冬です。

サクで買う場合には、色が濃く筋が少ないもの、サクの角が立っているもの、パックに血が流れ出ていないものを選びましょう。

かつて「マグロの目玉を食べると頭がよくなる」と話題になり、目玉ブームが起こったことがあります。マグロの目の裏側の脂肪にはＤＨＡが多く含まれており、たしかに脳の働きがよくなるため、この風説はある意味本当といえるでしょう。

ＤＨＡは目玉のまわりだけではなく、トロにも豊富に含まれています。含有量でいえば、マグロのトロ部分に含まれるＤＨＡは全魚介類のなかでもトップです。

アメリカのタフツ大学の研究チームは、脂肪の多い魚と少ない魚とでは、どのように効果が違うのかを検証しました。

すると、マグロやサケなど、脂肪の多い魚を週2回とる人は、月に1回以下しかとらない人に比べると、アルツハイマー型認知症の発症率が41%も低くなることがわかりました。一方、脂肪の少ない魚では、差異は認められませんでした。やはり魚の脂肪が鍵を握っており、マグロには認知症を抑える効果があるということです。

●マグロには水銀がたまりがち。連食は避けたほうが

2005年、厚生労働省は魚介類には微量の水銀が含まれているとして、比較的含有量の多い十数種類の魚介類について、妊婦の摂取基準を発表しました。水銀が胎児に悪影響を与えてはいけないからです。

妊婦が注意すべき魚には、クロマグロ、メバチマグロ、ミナミマグロなどが含まれています。食物連鎖によって、クロマグロのような大型魚介類には、どうしても水銀がたまりがちです。そう神経質になる必要はありませんが、妊娠していなくても、これらのマグロは週2~3回にして、あとはイワシやサンマ、サバなどからDHAを摂取するといいでしょう。

認知症の進行を遅らせる食べもの⑩

サケ

DATA
主な栄養素　タンパク質22・3g　ビタミン$B_1$25・9μg
ビタミンD32・0μg
＊シロサケ生　可食部100gあたり

●抗酸化作用の強力な「アスタキサンチン」が豊富

サケは種類が多く、一般にサケといえばシロサケをさしますが、ベニザケ、ギンザケ、カラフトマス、キングサーモンなどもよく食べられています。旬は秋から冬です。切り身を買うときは、皮が銀色に光っているもの、身がきれいなピンク色をしていて張りがあるものを選びましょう。

サケには、DHA、EPAのほか、アスタキサンチンが豊富に含まれています。アスタキサンチンは、ある種の藻が合成する赤い色素ですが、それを食べたオキアミ、そのオキアミを食べたエビ、サケという具合に、食物連鎖で蓄積されていきます。サケの卵のイクラの赤い色も、アスタキサンチンによるものです。

アスタキサンチンはカロテノイドのなかでも、抗酸化作用がもっとも強いといわれています。血液脳関門を通り抜け、脳の活性酸素を除去します。傷ついた脳細胞を修復する働きもあり、サケは認知症予防に大きな力を発揮します。

認知症の進行を遅らせる食べもの⑪

エビ

DATA
主な栄養素　タンパク質18・7g　カルシウム56mg　葉酸57μg
＊芝エビ生　可食部100gあたり

●グリシンは睡眠の質を上げ、アルツハイマー原因物質「βアミロイド」を増やさない

日本人はエビ好きといわれ、伊勢エビや車エビ、大正エビ、甘エビ、ボタンエビ、芝エビ、ブラックタイガーなど、多種類のエビを食べています。旬は秋から冬です。そのころ、エビのうまみ成分であるグリシンが増えるといわれています。

グリシンは必須アミノ酸の一つで、近年その作用が見直されるようになってきました。グリシンは脳に働きかけて手足の血管を広げ、血流を増やします。その結果、手足が温かくなる一方、深部体温が下がります。脳もクールダウンしやすくなり、睡眠の質が上がるのです。よい睡眠をとることは、脳にとって非常に大切なことです。最近の研究によって、睡眠不足になると脳のβアミロイドが増えることがわかってきたのです。

エビには、アスタキサンチンやタウリンも多く含まれています。かつてはコレステロール値が高いと敬遠される向きもありましたが、多様な健康成分が含まれていることがわかり、今では生活習慣病予防や老化防止に役立つ食材として推奨されています。

認知症の進行を遅らせる食べもの⑫

大豆

DATA
主な栄養素　35・3g　カルシウム240mg
食物繊維17・1g
＊国産　乾　可食部100gあたり

●豊富に含まれるサポニンなどのファイトケミカル

大豆は日本の食卓には欠かせません。「畑の肉」といわれるほど良質のタンパク質に富み、必須アミノ酸がバランスよく含まれています。カリウムやカルシウム、マグネシウム、鉄などのミネラル類、ビタミンB群・Eなどのビタミン類、食物繊維も豊富です。

大豆にはファイトケミカルも多く含まれています。イソフラボンは女性ホルモンの一つであるエストロゲンに似た作用があり、更年期障害や骨《こつ》粗《そ》鬆症《しょうしょう》を予防します。また、サポニンには強力な抗酸化作用があり、血中のコレステロールや中性脂肪を排出して、動脈硬化を防ぎます。高血圧症や脂質異常症、肝機能障害の改善にも、すぐれた力を発揮します。

●脳を活性化する大豆にたっぷりのレシチン

このように大豆にはたくさんの健康成分が含まれていますが、認知症予防にもっとも貢献すると考えられるのは、レシチンです。レシチンはリン脂質の一種で、体の細胞膜や脳の神経組織の重要な構成成分です。

レシチンには乳化作用があり、血管壁にこびりついたコレステロールや細胞内の老廃物を溶かして排出を促します。また、栄養成分を細胞内に取り込む手助けをします。レシチンが働いてくれているおかげで、細胞の健康は保たれ、次々に生まれ変わることができるのです。

レシチンは別名を「ホスファジルコリン」といい、脳内の神経伝達物質であるアセチルコリンの材料にもなります。アセチルコリンは記憶と密接にかかわっており、アルツハイマー型認知症の人は、脳内のアセチルコリンが著しく少ないという報告があります。

積極的に大豆をとれば、アセチルコリンの量が増え、集中力や記憶力が高まるのではないかと期待されています。

●豆腐や納豆は消化がよいので高齢者におすすめ

栄養成分はほぼ同じですが、豆腐は大豆より消化がいいので、高齢者にはおすすめです。木綿も絹ごしもタンパク質の含有量はほとんど変わりません。ただし、カルシウムは木綿が圧倒的に多く、絹ごしの3倍になっています。納豆も納豆菌の作用で大豆より消化されやすく、納豆キナーゼには血栓を溶かす働きがあります。

認知症の進行を遅らせる食べもの⑬

卵

DATA
主な栄養素　タンパク質12・3g　ビタミンA（レチノール当量）150μg　鉄1・8mg
＊鶏卵　全卵生　可食部100gあたり

●記憶や認知にかかわるホスファジルコリンは卵がもっとも多い

鶏卵は完全栄養食品とよくいわれます。ビタミンCや食物繊維こそありませんが、ほとんどの栄養素がバランスよく含まれています。しかも、卵のタンパク質は吸収率97％と良質で、非常に吸収されやすいのです。

白や茶、褐色など、卵の殻の色はいろいろありますが、鶏の種類や飼料の違いによるもので、栄養価に差はありません。また、卵黄の色はカロテノイドで、やはり鶏の飼料に由来しています。黄色でもオレンジ色でも、栄養価は同じです。

鶏卵にもホスファジルコリンが含まれています。ホスファジルコリンは血液脳関門を通り抜けて脳の神経細胞に到達し、記憶や認知、情報伝達などを助けます。脳の機能を正常に保つには、ホスファジルコリンを絶えず補給することが大切です。

ホスファジルコリンは、大豆や精白米、ナッツなどにも含まれていますが、含有量は卵がもっとも多く、効率的に摂取できます。

●妊婦がとると知的能力の高い赤ちゃんが生まれ、頭のよさは生涯持続する？

デューク大学の研究チームの実験によると、妊娠中にコリンを与えられたラットが産んだ子は、与えられなかったラットの子よりも、脳の機能がすぐれていることがわかりました。成長してからも学習能力が高く、老齢期になっても認知能力の衰えはみられなかったのです。つまり、妊娠中に母親ラットがコリンを十分にとると、知的能力の高い子が生まれ、生涯それは持続するというわけです。

これはラットでの結果ですが、人間の赤ちゃんの脳にも同じような効果をもたらすのではないかと考えられています。

神経伝達物質の一つであるアセチルコリンの生成に、ホスファジルコリンは不可欠です。ホスファジルコリンが不足するとアセチルコリンが減少して情報伝達がスムーズにいかなくなり、記憶力や学習能力が低下します。

アメリカでは、1日にコリンを、成人男性では550mg、成人女性では425mg、妊婦では450mgとるのが適当とされています。

約70gのLサイズの卵1個に、約125mgのコリンが含まれています。大豆とともに卵も積極的にとるようにしましょう。

アーモンド

DATA

主な栄養素 カルシウム230㎎　鉄4・7㎎
ビタミンE（α-トコフェロール）31・0㎎
＊乾　可食部100gあたり

●薄皮もいっしょに食べると抗酸化力が飛躍的にアップ

アーモンドに、アンチエイジング効果や美肌効果があることは広く知られています。アーモンドには、不飽和脂肪酸、ビタミンB群・E、ミネラル類などが豊富に含まれており、健康な血管を保つ作用があります。

米イリノイ大学の研究では、アーモンドを与えられたマウスは、ふつうのエサを与えられたマウスより、記憶力も学習能力もまさっていることがわかりました。しかも、脳内に蓄積したβアミロイドの量も減っていたのです。アーモンドは、脳内神経伝達物質であるアセチルコリンを増やし、脳の機能を活性化して認知症の進行を遅らせます。

1日20粒程度とるといいでしょう。その際、茶色の薄皮もいっしょに食べてください。アーモンドの薄皮には、ファイトケミカルの一種のフラボノイドが多く含まれています。ビタミンEとの相乗効果で、抗酸化力が飛躍的にアップします。ただし、アーモンドが酸化してしまうと効力がなくなりますので、密閉容器に保存し、早めに食べましょう。

認知症の進行を遅らせる食べもの⑮
クルミ

DATA
主な栄養素 カルシウム85mg 多価不飽和脂肪酸50・28g ビタミンE(γ-トコフェロール)23・6mg
*いり 可食部100gあたり

●抜群の健脳効果でアルツハイマー型認知症を防ぐ

クルミには多価不飽和脂肪酸が豊富に含まれています。多価不飽和脂肪酸はn-3系、オメガ3脂肪酸と呼ばれるもので、DHAやEPAと同じ作用があります。

また、抗酸化物質も大量に含まれており、認知症にも有効であることがわかってきました。クルミに含まれるこれらの栄養成分は脳細胞の酸化を食い止め、新たな神経細胞の増殖を促進します。すでにある神経細胞も活性化し、脳を若返らせるのです。

ボールドウィン・ウォレス大学の研究では、クルミの抽出エキスはβアミロイドの凝集を阻害するだけではなく、すでに凝集してしまったβアミロイドを分解する働きもあることがわかりました。

クルミにはミリセチンという健脳効果抜群のフラボノイドやコリンも含まれており、1日あたり28g程度食べると、効果があらわれるといわれています。クルミは脂質が多く酸化しやすいので、できれば殻つきのものを求めましょう。

認知症の進行を遅らせる食べもの⑯

いちご

DATA
主な栄養素　ビタミンC62㎎　カリウム170㎎
葉酸90μg
＊生　可食部100gあたり

●「ビタミンC＋ファイトケミカル」で認知機能を維持する効果大

見た目のかわいらしさや甘酸っぱい味で人気のいちごですが、外見だけではなく、栄養効果も伴う実力派です。旬は春です。色鮮やかでつやがあるもの、ヘタがみずみずしいものを選びましょう。

まず目を引くのはビタミンCの含有量です。果物のなかでもトップクラスといえるでしょう。ビタミンCは抗酸化作用が強く、生活習慣病や老化を防ぎ、ストレスに対する抵抗力を高めます。

このほか、いちごにはアントシアニンやフラボノイド、ポリフェノールなどのファイトケミカルが豊富に含まれています。

これらの相乗効果で、いちごが認知症の進行を遅らせることがわかってきました。アメリカのラッシュ大学の研究チームが高齢女性を対象に行った調査では、いちごを月2回以上食べた人は、認知機能が低下するスピードが16％遅くなりました。

いちごに限らずベリー類には同様の作用があると考えられています。

ハーバード大学医学部とブライハム婦人病院の研究チームが、約1万6000人の70歳以上の女性を対象に行った大規模な疫学調査でも、その効果が確認されました。

ブルーベリーやいちごの摂取量が多い人は、加齢による認知機能の低下を遅らせることができたのです。摂取量が多ければ多いほど認知機能は長く保たれ、ベリー系の果物の摂取量と認知機能とは相関関係があると認められました。

ベリー系果物には、脳の酸化を食い止め、炎症を抑える働きがあると考えられています。脳は脂質が多いため、酸化による損傷が起きやすくなっています。その損傷が加齢とともに蓄積され、認知症へと進行していくのです。酸化を抑えることは、脳の機能を維持するには必須のことといえます。

●いろいろな種類のベリーを毎日食べよう

いちごをはじめ、ブルーベリーやラズベリー、クランベリーなどのベリー系の果物を、毎日半カップ程度はとりたいものです。日本ではいちご以外のベリーは、生では手に入りにくいので、ジュースや冷凍ものでもかまいません。

認知症の発症を遅らせるには、少しずつでも日々とることが大切です

認知症の進行を遅らせる食べもの⑰

りんご

DATA
主な栄養素　カリウム110mg　ビタミンC4mg
食物繊維1.5g
＊生　可食部100gあたり

●特に注目され出したのが「ケルセチン」

りんごは、栄養素の含有量だけをみると、何らかの成分がとりたてて豊富だというわけではありません。しかし、総合すると健康効果が高いのが特徴です。

旬は秋です。色が鮮やかで皮に張りとつやがあるもの、果軸が太いもの、重みがあるものを選びましょう。

水分の蒸発を防ぐため、ポリ袋に入れて冷蔵庫で保存するとよいでしょう。保存する際に、未熟のキウイフルーツやバナナをいっしょに入れると、早く熟します。これはりんごが発散する植物ホルモン、エチレンの働きです。

りんごのすぐれた整腸作用は、水溶性食物繊維ペクチンによるもので、下痢にも便秘にも有効です。このほか、りんごにはビタミンC、クエン酸、りんご酸、ケルセチン、ポリフェノールなどが含まれています。

とりわけ注目を集めているのはケルセチンです。これはりんごの黄色い色素で、玉ねぎや緑茶、ブロッコリーなどにも多く含まれています。抗酸化力が強く、血流を改善して動脈硬化を防いだり、アレルギーを緩和する働きがあります。さらに、認知症を防ぐ効果があることもわかってきました。

●りんごジュースは記憶力、学習能力を向上させるアセチルコリンを増やす

米マサチューセッツ大学ローエル校の研究チームは、老齢マウスにりんごジュースを1か月継続して与え、どのような効果が出るかを調べました。

すると、脳内神経伝達物質のアセチルコリンが増え、記憶力や学習能力が向上したのです。りんごは脳内のアセチルコリンの生成を促進するのです。しかも、βアミロイドが脳に蓄積するのを阻害する働きがあることもわかりました。

米コーネル大学などの米韓共同チームも、毎日1個のりんごがアルツハイマー型認知症の予防に役立つ、と報告しています。これは強力な抗酸化作用を持つ、ケルセチンの働きと考えられています。

少なくとも1日に1個はりんごを食べましょう。ジュースでも、冷凍してすりおろしてシャーベットにして食べてもかまいません。皮にもポリフェノールがたっぷり含まれています。農薬の心配がないりんごなら、ぜひ皮ごと食べたいものです。

認知症の進行を遅らせる食べもの⑱

緑茶

DATA
主な栄養素　カリウム27㎎　カルシウム3㎎
ビタミンC6㎎
＊せん茶　浸出液　可食部100gあたり

●緑茶の健康成分「テアニン」が認知症を抑制する

茶葉は「カメリアシネンシス」という、ツバキ科の常緑樹の葉からつくられます。発酵の度合いによって、完全発酵の紅茶、半発酵のウーロン茶、発酵させない緑茶に分かれます。春から初夏にかけて、その年にはじめて摘まれるお茶が新茶で、「一番茶」とも呼ばれています。新茶にはテアニンと呼ばれるうまみ成分が多く含まれているため、甘みが強いのが特徴です。二番茶、三番茶になるにつれてテアニンは減り、苦み成分であるカテキンが増えていきます。

緑茶にはカフェインが多く含まれていますが、テアニンがカフェインの興奮作用を抑え、精神を安定させます。また、テアニンには血圧の上昇を抑えたり、脳の神経細胞を保護する働きがあります。

飲料メーカー「伊藤園」などの研究チームは、平均年齢82歳の軽度認知症あるいは健常な高齢者を対象に、緑茶の効果を検証しました。テアニンを豊富に含む緑茶抹を詰めたカプセルを1年間継続摂取してもらい、認知症の進行具合を調べたのです。

その結果、偽カプセル服用群では認知機能が徐々に低下したのに対し、緑茶抹カプセルを服用したグループでは改善がみられ、服用7か月後からは両者には有意な差異が認められるようになりました。テアニンに、認知機能の低下を抑える働きがあると考えられています。

また、埼玉医科大学と南フロリダ大学の研究チームは、緑茶に含まれるエピガロカテキンガレート（ＥＧＣＧ）をアルツハイマー型認知症のマウスに投与し、ＥＧＣＧがβアミロイドの生成を抑制することを突き止めました。

東北大学の栗山進一博士も、緑茶を1日2杯以上飲む人は認知障害のリスクが低くなり、緑茶を多く飲む人ほど、脳や心臓などの循環器系の病気で死亡するリスクが低下する、と報告しています。

●緑茶の抗酸化物質は脳関門を通過し神経細胞を守る

緑茶に含まれている種々の抗酸化物質は、血液脳関門を通過して脳内に到達し、βアミロイドや活性酸素から神経細胞を守ります。紅茶より、緑茶のほうが強い効力があります。少なくとも三度の食事の際には、ぜひ緑茶を飲みましょう。

コーヒー

DATA
主な栄養素　カリウム65㎎　ナイアシン0・8㎎　マグネシウム6㎎
＊浸出液　可食部100gあたり

●中年期にコーヒーを飲んでいる人は高齢期に認知症になるリスクが低下する

コーヒーにはカフェインだけではなく、クロロゲン酸などのポリフェノールや抗酸化物質が多く含まれています。1杯のコーヒーに含まれるポリフェノールはおよそ280㎎。これは赤ワインに匹敵する量です。その強い抗酸化力で、糖尿病や脳卒中、認知症を予防します。

フィンランドのクオピオ大学、スウェーデンのカロリンスカ大学、フィンランド国立公衆保健研究所が共同で行った大規模疫学調査によると、中年期に1日3〜5杯のコーヒーを飲む人は、高齢期に認知症になるリスクが65％も低下することがわかりました。また、マウスによる実験では、カフェインが脳からβアミロイドを取り除き、脳の損傷を部分的に修復することもわかりました。

コーヒーを飲んでも特に問題はない人は、1日3杯ぐらいとるようにするといいでしょう。カフェインで眠れなくなる人は、午前中に飲むなどの工夫をしましょう。

認知症の進行を遅らせる食べもの⑳

エゴマ

DATA

主な栄養素　カルシウム390mg　ビタミンE（γ-トコフェロール）23・6mg　多価不飽和脂肪酸28・83g
＊乾　可食部100gあたり

●α-リノレン酸は脳機能維持に役立つ

エゴマというとゴマの仲間と思われがちですが、じつはシソ科の一年草です。ゴマのように炒ってすりつぶして食べたり、種子を絞ってエゴマ油として利用します。

エゴマの葉はシソに似ていますが、ペリラケトンという成分が含まれており、シソとは異なる独特の香りがします。日本ではあまり好まれず、葉を食べる習慣はありません。逆に韓国などではよい香りと認識され、葉で肉を包んで食べたりします。

エゴマにはビタミンやミネラルがたっぷり含まれており、特に多価不飽和脂肪酸の一種であるα-リノレン酸が豊富です。α-リノレン酸は体内で代謝されるとEPAやDHAに変わります。そのため、同様の効果が期待できるのです。生活習慣病の予防や老化防止だけではなく、脳の機能維持にも役立ちます。

α-リノレン酸は酸化されやすいので、エゴマ油は加熱せず、そのままサラダのドレッシングやマリネ液として使うとよいでしょう。

その他の食品

●アルツハイマー原因物質・βアミロイドの蓄積を防ぐ「カレー」のウコン

カレーの黄色い色はウコン（ターメリック）由来のもので、ウコンにはクルクミンと呼ばれるファイトケミカルが豊富に含まれています。クルクミンは、βアミロイドの蓄積を阻害するとともに、できてしまった老人斑の分解を促します。週に2〜3回カレーを食べると、認知症の発症リスクを低減できます。

●脳の神経細胞を活性化して認知機能の低下を遅らせる「チョコレート」のフラバノール

チョコレートに含まれるフラバノールは脳の神経細胞を活性化し、認知機能の低下を遅らせます。イタリアのラクイラ大学の研究チームは、軽度認知症の90人の高齢者を対象に、ココア・フラバノールの効果を検証しました。毎日フラバノールを多く飲んだ人はフラバノールを少ししか飲まなかった人に比べ、総合的な認知スコアと言語流暢さが、有意に高くなりました。フラバノールはフラボノイドの一種で、カカオ70％以上のダークチョコレートや純ココアに多く含まれています。甘いチョコやココアは避けましょう。

第5章

認知症を改善するこの栄養成分、その根拠

認知症には栄養成分が効く

●体に必要な7つの栄養素

私たちは、生きていくために必要なエネルギーを食べものから得ています。食べものにはさまざまな栄養成分が含まれており、それらをバランスよく摂取することによって、健康を維持することができるのです。

糖質、脂質、タンパク質、ビタミン、ミネラルを「五大栄養素」といいますが、近年食物繊維の働きが見直され、「第6の栄養素」と呼ばれるようになりました。さらに、強力な抗酸化作用で老化や生活習慣病を予防する物質群が、ファイトケミカルと名づけられ、「第7の栄養素」として脚光を浴びています。

前章でお話ししたカロテノイドやポリフェノールはこのファイトケミカルの一つです。このほか、代表的なファイトケミカルとして、フラボノイドやイオウ化合物、サポニンなどがあります。それぞれ数百から数千種類あり、野菜や果物に豊富に含まれています。

ファイトケミカルは、植物が紫外線や虫などから身を守るために作り出す物質で、植物の色素や香り、苦みなどの成分です。人間の体内では合成できないため、外から取り込む必要があります。

これらのファイトケミカルやビタミン類はすばやく活性酸素を消去し、脳の神経細胞を守ります。

●不足してもとりすぎてもダメ

どの栄養成分も不足すると代謝がスムーズにいかなくなり、老化や病気を招きます。代謝とは、栄養成分を消化・吸収して体内に取り込み、人体に必要なエネルギーや体の組織へと変換するしくみをいいます。つまり、代謝は生命活動そのものです。

代謝を活発にするには、それぞれの栄養成分をバランスよくとる必要があります。現代人は糖質や脂質をとりすぎる傾向がある一方で、ビタミンやミネラル、食物繊維、ファイトケミカルは不足しがちです。食事だけでは十分にとれない場合は、サプリメントで補ってもいいでしょう。

水溶性のビタミンは、目安量の3倍程度とることをおすすめします。しかし、脂溶性のビタミンやミネラルは、とりすぎると過剰症を引き起こすおそれがあるので、目安量を守りましょう。サプリメントはあくまでも食事の補助として、活用してください。

栄養成分を組み合わせて効率よくとることが重要

●脳に効く栄養成分を同時にとると効果が高まる

栄養成分は単独では十分に働くことができません。それぞれの栄養成分が協力し合い、補い合って効力を発揮するのです。たとえば、強力な抗酸化作用を持つビタミンEは、同じく抗酸化作用を持つビタミンCといっしょにとると、より効果が高くなります。

実際、アメリカのブルームバーグ公衆衛生大学のザンディ医師らが約4700人の高齢者を対象に行った調査では、ビタミンEとCをいっしょにとっている人は、アルツハイマー型認知症になりにくいという結果が得られました。この人たちは、サプリメントや複合ビタミン剤を利用して、ビタミンEとCを同時に摂取していました。しかし、ビタミンEあるいはCを単独で飲んでいる人には、その効果はみられなかったのです。

また、自治医科大学大宮医療センターの植木彰教授らが、アルツハイマー型認知症患者の食事の内容を調べたところ、同年齢の健康な人に比べると、魚と緑黄色野菜の摂取量が少ないことがわかりました。アルツハイマー型認知症患者には、偏食の傾向があったのです。偏食があるとアルツハイマーになるというわけではありませんが、栄養成分は相互に働いて効果を高めます。さまざまな食品をまんべんなくとることが大切です。

地中海式の食事が生活習慣病を防ぐことはよく知られていますが、脳にもよいことがわかりました。

アメリカのコロンビア大学のニコラオス・スカーミーズ医師らの疫学調査によると、地中海式の食事を多くとった人は、あまりとらなかった人に比べると、約40％もアルツハイマー型認知症発症のリスクが低くなることがわかったのです。

地中海式の食事とは、野菜や果物、穀類、豆類、魚、オリーブオイルなどはたっぷりとる一方、肉や乳製品はひかえめにし、赤ワインを適量とるというものです。

単一の食材ではなく、脳によい種々の食材を組み合わせてとることが相乗効果を生み、脳を酸化から守ると考えられます。

栄養成分をどのように組み合わせたらいいかわからないという人は、この章でとり上げている栄養成分を、なるべく同時にとるように心がけてください。

第6章には、この章で紹介した栄養成分を上手にとり、ＭＣＩや認知症の症状が改善したという声がまとめられています。ぜひ参考にしてください。

認知症に効く栄養成分①

β-カロテン

DATA
ファイトケミカル　**1日の推奨量**　成人男性800～850㎍RE　成人女性650～700㎍RE
主な欠乏症　肌荒れ、免疫力低下

●必要に応じてビタミンAに変換

β-カロテンはファイトケミカルの一つで、カロテノイドの仲間です。体内に入ると必要に応じてビタミンAに変換され、ビタミンAとして働きます。

このように、体内においてビタミンAに変わるものを総称して、「プロビタミンA」と呼びます。主なプロビタミンAには、α-カロテン、β-カロテン、γ-カロテン、クリプトキサンチンなどがありますが、β-カロテンがもっとも活性が高く、他の物質の2倍にものぼります。

ビタミンAは過剰にとると肝臓に蓄積され、頭痛や関節痛、肝腫大などの過剰症を引き起こすことがあります。しかし、β-カロテンは随時変換されてビタミンAになるので、過剰症の心配はありません。

変換されなかったβ-カロテンは肝臓や脂肪組織に蓄積され、出番を待ちます。β-カロテンのままですぐれた抗酸化作用を発揮して、細胞の酸化を防ぐのです。

●β-カロテンはがんを抑制する

β-カロテンには紆余曲折の歴史があります。早くからその強い抗酸化作用は知られており、さまざまな研究がなされてきました。1980年代になるとがん予防効果に期待が寄せられ、一躍脚光を浴びたのです。

世界五大医学雑誌の一つといわれるイギリスの『ランセット』も、緑黄色野菜をよく食べ、β-カロテンをたっぷりとっている人は、喫煙習慣のある人でも肺がんになりにくいと発表しました。

1993年に報告された、中国の農村の住民、約3万人を対象にした研究では、β-カロテン・ビタミンE・セレンを投与されたグループは、非投与群に比べてがんの死亡率が13%も低くなるという、期待どおりの結果が得られたのです。

ところが翌1994年、思いがけない報告がありました。アメリカ国際がん研究所とヘルシンキ大学が共同で、フィンランドに住む約3万人の男性喫煙者を調査したところ、β-カロテンのサプリメントを投与されたグループのほうが、非投与群より肺がんの発症率が高くなったのです。この結果は世界中の研究者に大きな衝撃を与え、β-カロテン神話は崩壊しました。

しかし、このときに使われたβ-カロテンのサプリメントは合成のもので、それがこのような結果を導き出したのではないかと指摘する声もあり、まだこの問題については、はっきりした決着はついていません。もちろん、野菜などからふつうに摂取した場合は、肺がんを促進するようなことはありません。

その後の研究によって、緑黄色野菜をしっかり食べ、β-カロテンを積極的に摂取すると、がんや心筋梗塞、脳卒中などの生活習慣病を防げることが明らかになりました。日本でも、全国の40〜69歳の男女、約3万7000人を対象に大規模な疫学調査が行われ、2008年、厚生労働省研究班は、β-カロテンが不足すると胃がんを発症するリスクが2倍になると発表しました。

●β-カロテンは認知症を予防する

さらに、β-カロテンには認知症予防効果もあるのではないかと、期待されています。ハーバード大学ブリガム&ウイメンズ病院の研究チームが約6000人の男性を対象に行った調査によると、β-カロテンのサプリメントを長期にわたって摂取したグループは、認知能力が低下しにくいことがわかりました。偽薬を飲んでいる人に比べると、一般認知機能、言語記憶など、すべてのテストの成績がよかったのです。一方、短期間し

[β-カロテンを多く含む食品]（可食部100gあたり）

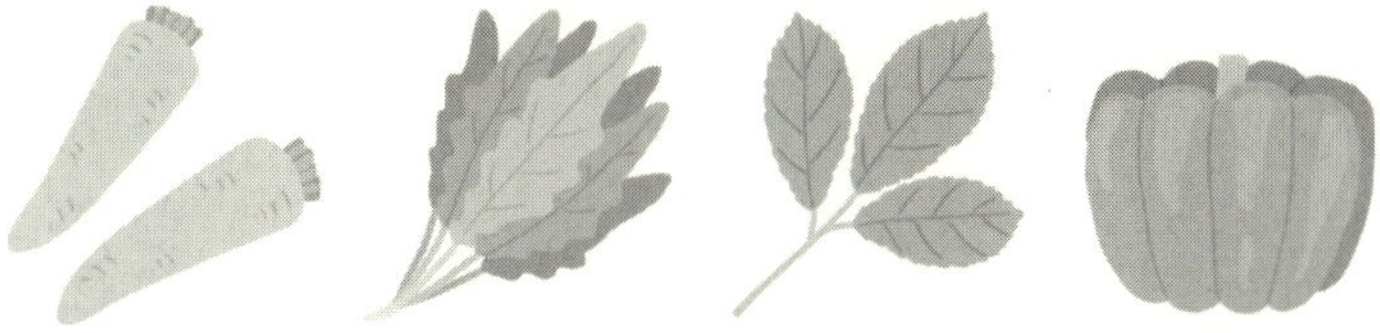

にんじん（皮むき・ゆで）8600μg
ほうれんそう（ゆで）5400μg
モロヘイヤ（生）10000μg
かぼちゃ（西洋）4000μg

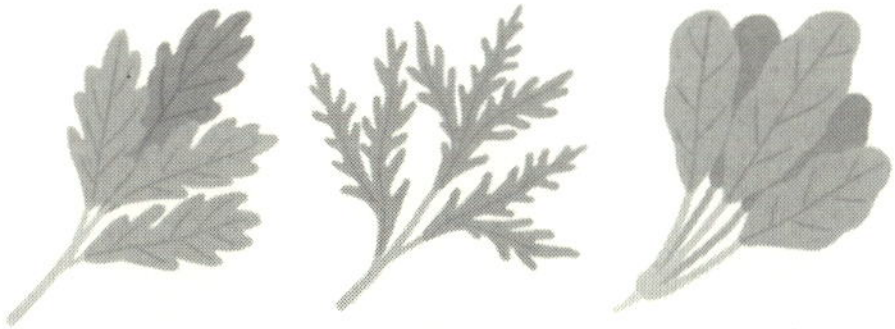

アシタバ（生）5300μg
春菊（ゆで）5300μg
コマツナ（ゆで）3100μg

β-カロテンは緑黄色野菜に多く含まれている。ビタミンCやビタミンEといっしょにとると、それぞれの働きが強化され、効果倍増。油といっしょにとれば吸収率もアップ

か摂取しなかったグループでは、偽薬を飲んだ人との差異は認められませんでした。

また、ドイツのウルム大学のガブリエラ・ナーゲル教授らのグループは、平均年齢約79歳の軽度のアルツハイマー型認知症患者74人の血液を調べ、健康な人と比較しました。すると、ビタミンCとβ-カロテンの血中濃度が有意に低かったのです。

ビタミンE、リコピン、コエンザイムQ10の血中濃度については、健康な人との差異は認められませんでした。

この結果をどう受け取ればいいのか悩ましいところですが、少なくともビタミンCとβ-カロテンはしっかりとっておくことが賢明、とはいえそうです。

ビタミンE

DATA
脂溶性ビタミン
1日の推奨量 成人男性7・0mg 成人女性6・5mg
主な欠乏症 溶血性貧血、冷え症

●細胞膜の監視役

ビタミンEは抗酸化ビタミン、若返りのビタミンとして知られています。科学名を「トコフェロール」といい、体の組織に広く分布しています。

ビタミンEのもっとも重要な役割は細胞膜を守ることです。細胞膜の主要な構成成分であるリン脂質には、多価不飽和脂肪酸が多く含まれています。そのため活性酸素の攻撃を受けやすく、酸化されると細胞が傷つき、老化の進行や生活習慣病を招きます。

脂溶性のビタミンEは細胞膜の内側に常在し、いちはやく活性酸素を無害化して細胞を酸化から守ります。このときビタミンEは効力を失いますが、ビタミンCがあると、再びEとしての活性を取り戻せるのです。つまり、よみがえってまた活性酸素と闘えるわけです。

このように、ビタミンEとCをいっしょにとると効果的、といわれるのはこのためです。ビタミンEは細胞膜の監視役として活躍しているので、不足すると細胞膜が酸化されて壊れやすくなります。赤血球の膜が壊れた場合は、溶血性貧血を引き起こすこともあります。

ただし、ふつうに食事をとっていれば、欠乏症に陥ることはほとんどありません。

●動脈硬化やシミを防ぐ

コレステロールには「悪玉」と呼ばれるLDLと、「善玉」と呼ばれるHDLがあります。LDLが増えすぎると、余剰分が酸化されて酸化LDLとなります。これが血管壁にへばりついて動脈硬化を誘発するのです。

ビタミンEはLDLの酸化を防ぎ、HDLを増やして動脈硬化を予防します。脳卒中や心筋梗塞、高血圧症の予防・改善にも大いに役立ちます。

●ビタミンEは天然由来のものを

医薬品やサプリメントでビタミンEをとる場合には、表示をよく確かめましょう。ビタミンEには、植物油からEを抽出してそのままの形で安定させた「天然」、植物油から抽出したEに酢酸を加えて作った「天然型」、素材を化学的に反応させて人工的に作った「合成型」の3種類があります。

天然ビタミンEは「d-α-トコフェロール」、天然型は「酢酸d-α-トコフェロール」、合成型は「dl-α-トコフェロール」「酢酸dl-α-トコフェロール」と表示されます。

活性は「天然」がもっとも高く、次いで「天然型」、低いのが「合成型」です。天然は合成型の1・5倍の活性を持つといわれています。ビタミンEは天然か天然型を選びましょう。ちなみに、ビタミンCや葉酸では、必ずしも天然型のほうが効果が高いとはいえません。葉酸は合成型（モノグルタミン酸塩）のほうが天然型（ポリグルタミン酸塩）より、吸収率が高いことが知られています。

●食事からとるのがポイント

米シカゴのラッシュ健康老化研究所の研究チームは、ビタミンEとアルツハイマー型認知症との関係について検証しました。シカゴ在住の65歳以上の、アルツハイマー型認知症ではない815人について、まず食習慣を詳しく調べました。その後4年間追跡調査をしている期間中に、131人がアルツハイマー型認知症を発症しました。食事との関係を調べると、ビタミンEの摂取量がもっとも少ないグループの発症率が14・3％だったのに対して、もっとも多くとったグループでは5・9％と半分以下だったのです。

また、オランダのエラスムス医療センターも同様の報告をしています。55歳以上の認知症ではない5395人を対象に、食事内容について聞き取り調査を行いました。10年近く追跡している間に465人が認知症を発症、そのうち365人がアルツハイマー型

［ビタミンEを多く含む食品］（可食部100gあたり）

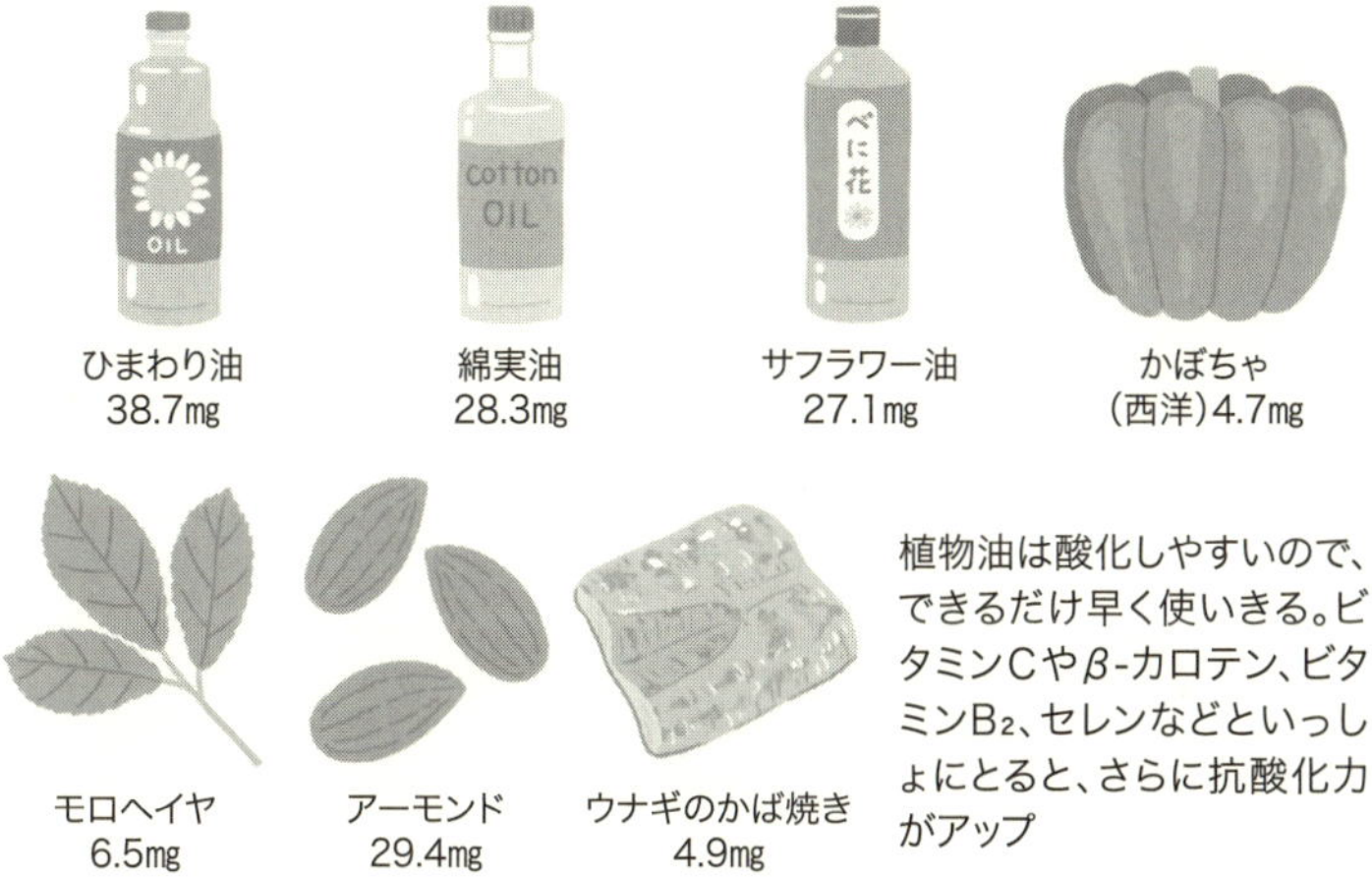

認知症と診断されました。

食事との関係を調べたところ、ビタミンEを多く摂取したグループのほうが、少ないグループより、認知症、アルツハイマー型ともに、有意に発症率が低かったのです。

一方、ビタミンC、β-カロテン、フラボノイドについては、認知症発症リスクとの関係は認められませんでした。

これらの研究の結果、ビタミンEには認知症を予防する効果があると考えられます。ただし、サプリメントではそのような効果はみられず、食事から摂取したビタミンEに限られます。

その理由についてはまだ解明されていません。

認知症に効く栄養成分③

ビタミンC

DATA
水溶性ビタミン
1日の推奨量 成人男性100mg 成人女性100mg
主な欠乏症 壊血病、風邪、肉体疲労

●コラーゲンの合成に不可欠

ビタミンEが脂溶性ビタミンの代表格なら、ビタミンCは水溶性ビタミンの代表選手です。ビタミンEは脂質の多い部位で活性酸素と闘い、ビタミンCは水分の多い血中などで闘います。それぞれ役割分担があるのです。EはCによって復活できますが、Cは役目を果たすと速やかに排泄されます。ですから、次々に補給しなくてはなりません。

ビタミンCには抜群の美肌効果があります。メラニンの生成を抑えて、シミ、そばかすを防ぐうえ、コラーゲンの合成を促進します。コラーゲンはタンパク質の一つで、細胞と細胞をくっつける接着剤のような役割を果たし、皮膚や血管、骨を強くします。コラーゲンの減少や劣化は、肌のしわやたるみを招きます。

しかし、だからといって、コラーゲン飲料やサプリメントを大量にとれば、顔のしわがとれて肌に張りが出るかといえば、そうではありません。摂取したコラーゲンがそのまま皮膚のコラーゲンとして使われるわけではないからです。

コラーゲンはタンパク質ですから、摂取するとアミノ酸に分解されます。その後、体が必要とする部位に送られ、細胞や組織をつくる原料となります。残念ながら肌に直行というわけにはいかないのです。

体をつくっているタンパク質のうち、約30％はコラーゲンです。ビタミンCがなければコラーゲンの合成がうまくいかず、毛細血管がもろくなり、出血しやすくなります。これが壊血病です。

16～18世紀にかけてのヨーロッパの大航海時代、長い船旅でもっともおそれられたのは、海賊ではなく、この病気でした。船員たちは、壊血病でバタバタと死んでいったのです。その予防法を探るうちに発見されたのが、ビタミンCでした。コラーゲンの合成にビタミンCは不可欠です。

今の日本人の食生活では欠乏症に陥ることはまれですが、ビタミンCは人間の体内では合成できません。積極的にとることが大切です。

●免疫力を強化しストレス耐性を高める

ビタミンCをしっかりとると風邪をひかない、とよくいわれます。これはビタミンCに免疫力を高める作用があるからです。ビタミンCは白血球を活性化し、ウイルスや細菌を撃退します。

また、抗ストレスビタミンといわれるように、ストレスを感じたときにも大活躍します。私たちはストレスにさらされると、副腎からアドレナリンを分泌して防衛体勢に入ります。このとき、ビタミンCが副腎に働きかけてアドレナリンの分泌を促すのです。ビタミンCが不足していると、アドレナリンが十分につくられず、ストレスに負けてしまいます。

不安や緊張のほか、寒さや暑さ、睡眠不足、喫煙などもストレスになります。常にストレスにさらされている人は、ビタミンCが大量に必要になるので、多めにとるように心がけてください。

●ビタミンCが不足すると急速に老ける

ヒトやサルは体内でビタミンCを合成できませんが、マウスやラットはつくれます。東京都健康長寿医療センターと東京医科歯科大学の研究チームは、ビタミンCを体内で合成できないマウスを遺伝子操作でつくり出し、実験をしました。

このマウスと正常のマウスを、ビタミンCの少ないエサで飼育したのです。半年後、正常マウスはすべて生きていたにもかかわらず、ビタミンCがつくれないマウスは半数

［ビタミンCを多く含む食品］（可食部100gあたり）

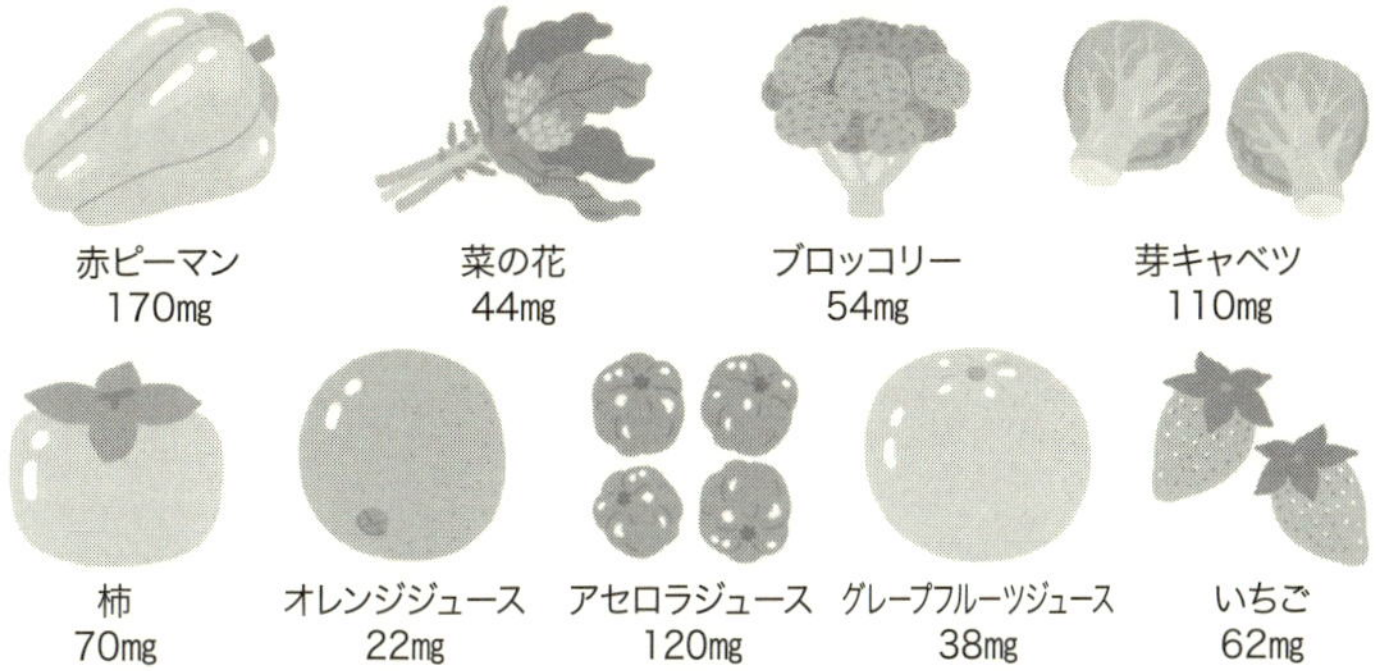

水に溶けやすく、熱に弱い。加熱が必要なときは手早く調理。煮るよりも炒めたほうが調理時間が短いので、損失が少ない。空気に触れるだけで壊れてしまうので、大根おろしやサラダは食べる直前に作り、果物は皮をむいたらすぐに食べる

が老衰で死亡しました。

ビタミンCの血中濃度を調べると、異常マウスは正常マウスの10分の1でした。ビタミンCをつくれないマウスは、正常マウスの約4倍のスピードで老化が進行し、早死にするというわけです。

また、ビタミンCをつくれないマウスの脳では活性酸素が多く生成されることがわかりました。

しかし、ビタミンCを十分に与えると、ふつうのマウスと同じくらいの量になるといいます。

ビタミンCには、活性酸素を撃退して脳の老化を抑制する働きがあると考えられます。

認知症に効く栄養成分④

ビタミンB_2

DATA
水溶性ビタミン　**1日の推奨量**　成人男性1.3〜1.6mg　成人女性1.0〜1.2mg
主な欠乏症　口内炎、口角炎、脱毛症、皮膚炎

●新陳代謝に欠かせない、ダイエットにも役立つ

ビタミンB_2は化学名を「リボフラビン」といい、色は黄色です。そのため、ビタミンB_2を強化した栄養ドリンクなどを飲むと、尿がふだんより黄色っぽくなります。

ビタミンB_2は、新陳代謝に欠かせないビタミンです。糖質、脂質、タンパク質の代謝を促進して、エネルギーへと変換する手助けをします。特に、脂質の代謝を高めるので、ダイエットに役立つといわれています。

また、健康な皮膚や髪、爪をつくり、全身の成長を促します。粘膜を保護する働きもあり、「美容のビタミン」「発育のビタミン」とも呼ばれます。成長期の子どもや妊婦はしっかりとりたいものです。

ビタミンB_2が不足すると、口内炎ができたり目が充血するなど、粘膜にトラブルが起こりがちです。粘膜は特に新陳代謝が活発なため、ビタミンB_2不足に陥りやすいのです。そういう症状が出たときはB_2不足を疑い、積極的にとるようにしましょう。

●過酸化脂質を分解する

ビタミンB_2は、グルタチオン・ペルオキシダーゼとともに働いて、できてしまった過酸化脂質を分解します。過酸化脂質は脂質が酸化されたときにできる有害物質です。これが動脈硬化やがん、老化、認知障害などを引き起こします。

グルタチオン・ペルオキシダーゼは酵素の一つで、強い抗酸化力を持っています。ビタミンB_2とは密接な関係があり、ビタミンB_2が少ないとグルタチオン・ペルオキシダーゼも減少し、十分に働けません。過酸化脂質を消去するには、ビタミンB_2をしっかりとる必要があります。過酸化脂質の生成を抑制するビタミンEといっしょにとると、より効果的です。

●冷暗所に保存を

ビタミンB_2はレバーや牛乳、ウナギのかば焼き、納豆、乳製品、卵、サバ、サンマなどに豊富に含まれています。

熱には比較的強いので、煮たり炒めたりしても問題ありません。ただし光には弱く、直射日光に当たるとすぐに分解されてしまいます。食材は冷暗所に保存しましょう。牛乳はビンより紙パックのほうが、損失が少なくてすみます。

認知症に効く栄養成分⑤

ビタミンB_6

DATA
水溶性ビタミン
1日の推奨量 成人男性1・4mg 成人女性1・1mg
主な欠乏症 神経障害、皮膚炎、アレルギー症状、けいれん

●人間に必要なタンパク質に再合成される際に不可欠

ビタミンB_6はタンパク質の代謝に深くかかわっており、皮膚や粘膜の健康を保つ働きがあります。

口からとったタンパク質はいったんアミノ酸に分解されて、腸から吸収されます。その後、人間の体に必要なタンパク質に再合成されますが、このときに手助けをするのがビタミンB_6です。また、使われなかったアミノ酸が分解されてエネルギーになるときにも、B_6が必要になります。ですから、タンパク質を多くとる人はビタミンB_6も十分にとらないと、有効利用できません。

●認知症のリスクを軽減する

脳内神経伝達物質であるアドレナリン、ドーパミン、セロトニン、GABA（γ-アミノ酪酸）などは、合成されるときにアミノ酸が必要になります。ビタミンB_6にはアミノ酸の代謝を促進する働きがあるため、これらの神経伝達物質の合成をスムーズにしま

す。

ビタミンB_6が不足すると、中枢神経が異常に興奮したり、うつ状態になったり、不眠症になったりすることがあります。

また、認知症との関係も指摘されています。ビタミンB群が不足すると、血中のホモシステイン値が高くなります。ホモシステインはアミノ酸の一種で、この値が高い人は心臓病やアルツハイマー型認知症になりやすいことがわかってきたのです。

スウェーデンのイェーテボリ大学や米ミシガン大学の研究チームも、ホモシステイン値と認知症の発症リスクは相関関係があると報告しています。

ホモシステインが認知症を引き起こすメカニズムはまだ解明されていませんが、葉酸、ビタミンB_6、ビタミンB_{12}をしっかりとれば、ホモシステイン値の上昇を防げます。

●魚や肉に多く含まれる

ビタミンB_6は、サンマ、カツオ、サケ、マグロ、牛レバー、鶏ササミ、鶏レバー、バナナなどに多く含まれています。ただし、冷凍すると減ってしまうので要注意。ビタミンB_6は腸内細菌によって体内でも合成されるため、欠乏症はほとんどありませんが、長期間の抗生物質の服用やピルの常用で不足ぎみになることがあります。

認知症に効く栄養成分⑥

ビタミンB_{12}

DATA
水溶性ビタミン
1日の推奨量 成人男性2・4μg 成人女性2・4μg
主な欠乏症 悪性貧血、神経障害

●赤血球のヘモグロビンの合成を促進

ビタミンB_{12}にはコバルトが含まれ、暗赤色をしているので、「赤いビタミン」とも呼ばれています。他のビタミン類に比べると必要とされる量はごくわずかですが、造血や神経の機能維持に不可欠な栄養素で、重要な役割を果たしています。

ビタミンB_{12}は葉酸と協力して、赤血球のヘモグロビンの合成を促します。赤血球は骨髄でつくられており、はじめは原始的な形をしています。成熟の過程でヘモグロビンが生成されて、正常な赤血球へと成長していくのです。

ビタミンB_{12}が不足していると、成熟した赤血球がつくれず、骨髄に巨大な赤血球ができたり、体内を循環する血液中では赤血球の数が減少して貧血になります。これを「悪性貧血」と呼んでいます。

●不足すると認知機能の低下が起こる

ビタミンB_{12}は、核酸やタンパク質、脂質の合成にもかかわっています。また、神経機能を正常に保つ働きがあり、認知症を予防する効果もあると考えられています。

英オックスフォード大学の研究チームが、1648人を対象に、ビタミンB12及び葉酸と、認知機能の関係について調べました。その結果、ビタミンB12の血中の濃度が高くなると認知機能の低下が遅くなり、濃度が低くなると認知機能が急速に衰えることがわかったのです。葉酸については、このような関係は認められませんでした。

また、米ラッシュ大学医療センターが、地域の高齢者121人を対象に行った追跡調査によっても、ビタミンB12が不足すると脳が萎縮し、記憶力や認知機能が低下することがわかりました。

ビタミンB12は、記憶形成につながる神経細胞を活性化し、神経細胞を包んでいる髄鞘《ずいしょう》(ミエリン)を保護します。ビタミンB12が不足すると、このミエリンが壊れ、脳の萎縮が進行すると考えられています。

●厳格なベジタリアンは要注意

ビタミンB12は、肉や魚、卵、乳製品など、主に動物性食品に含まれています。そのため、厳格なベジタリアンはビタミンB12不足に陥るおそれがあります。胃を全切除した人や高齢者で萎縮性胃炎がある人も注意が必要です。

認知症に効く栄養成分⑦

葉酸

DATA
水溶性ビタミン
1日の推奨量　成人男性240㎍　成人女性240㎍
主な欠乏症　葉酸欠乏性貧血（巨赤芽球性貧血）、口内炎、記憶障害

●妊婦は多めにとることが大切

葉酸はビタミンB群の一つです。B群は互いに助け合って働くことによって、効力を発揮します。B群のどれか一つでも不足していると、他のビタミンをしっかりとっていても、十分に機能しません。

葉酸は特にビタミンB_{12}と関係が深く、協調して赤血球をつくり、核酸やタンパク質を合成します。核酸には遺伝情報がぎっしり詰まっており、細胞の分裂・増殖をコントロールしています。

細胞分裂がもっとも盛んになる胎児期に葉酸が不足すると、発育が遅れたり、脳神経に異常をきたしたりします。そのため、妊婦は400㎍の葉酸をとるように推奨されています。

葉酸には神経細胞の機能を強化し、脳内神経伝達物質の産生を促す作用があり、認知症を予防する効果もあると考えられています。

●アルツハイマー型認知症のリスクを引き下げる

米カリフォルニア大学アービン校では、認知症ではない60歳以上の579人について、平均9・3年間、追跡調査を行いました。この間に57人がアルツハイマー型認知症を発症。ビタミンの摂取とアルツハイマー型との関係を検証したところ、葉酸を1日に400μg以上とると、アルツハイマー型のリスクが55％低くなることがわかりました。

また、オランダの研究チームは50～75歳までの健康な818人を2つのグループに分けて調べました。一つのグループには1日0・8㎎の葉酸を、もう一つのグループには偽薬を、3年間服用してもらいました。その結果、葉酸を摂取したグループは偽薬グループに比べると、記憶力では5・5年、認知速度では1・9年若いことがわかりました。

このほか、ビタミンB群（葉酸、ビタミンB6、ビタミンB12）の服用で、脳が萎縮する速度を最大53％遅らせることができるという報告もあります。

●ビタミンB12といっしょにとる

葉酸は、菜の花やほうれんそう、枝豆、モロヘイヤ、ブロッコリー、レバーなどに多く含まれています。野菜と動物性食品をバランスよくとると、B群を効率よく摂取できます。ビタミンB6やB12といっしょにとることが大切です。

認知症に効く栄養成分⑧

アスタキサンチン

DATA
カロテノイド　キサントフィル類
1日の摂取量の目安　2〜6㎎

●最強のカロテノイド

アスタキサンチンは、β-カロテンやリコピンと同じカロテノイドの一種で、サケやエビ、カニ、イクラなどに含まれる赤い色素です。エビやカニに含まれているアスタキサンチンは、タンパク質と結合しているため黒ずんでいますが、加熱するとタンパク質とアスタキサンチンが分離して本来の赤い色になります。

アスタキサンチンの抗酸化力は非常に強く、一説にはβ-カロテンの100倍、ビタミンEの1000倍ともいわれ、最強のカロテノイドと称されています。

サケの遡上を支えているのもアスタキサンチンです。もともとサケは白身の魚ですが、厳しい産卵に備えてアスタキサンチンを筋肉に蓄えるため、赤くなるのです。

産卵の時期になるとサケは生まれた川に帰り、1日に十数㎞も激流に逆らって上っていきます。このとき、過酷な運動や紫外線によって大量の活性酸素が発生しますが、アスタキサンチンがこれを消去してサケを守ります。

目的地にたどりつくと、サケは卵を浅瀬に産みつけます。イクラが赤いのは紫外線によるダメージを防ぐため、メスが自分のアスタキサンチンを卵に移すからです。

●広い守備力で細胞膜を守る

アスタキサンチンは、人間の体内においても、他の抗酸化物質と連携して活性酸素から細胞膜を守ります。細胞膜の内側に常在するビタミンE、細胞膜の中心部で活躍するβ-カロテンに対し、アスタキサンチンは細胞膜の中心部から表面まで幅広くカバーします。これが最強のカロテノイドといわれるゆえんです。

とりわけ、紫外線によって発生する「一重項酸素」といわれる活性酸素に、強いパワーを発揮します。この活性酸素は、肌のシミやしわ、たるみを引き起こす元凶です。

かつてはアスタキサンチンはオキアミから抽出されており、コストが高くつくのが難点でした。今はヘマトコッカス藻という藻から安価に抽出できるようになり、サプリメントや化粧品などに、広く利用されています。アスタキサンチンには、日焼けを防止し、メラニン色素の生成を抑制する働きがあります。

●脳の認知機能を改善

アスタキサンチンは、美肌に役立つだけでなく、がんや動脈硬化などの生活習慣病を予防し、老化を防ぎます。さらに最近では、認知症を改善する効果もあるとして、注目されています。

アスタキサンチンは血液脳関門を通過してダイレクトに脳に到達する、数少ない抗酸化物質の一つです。血液脳関門はいわば関所のようなもの。ビタミンEやβ-カロテンでさえ入れないのに、アスタキサンチンはやすやすと通り抜けるのです。

順天堂大学の白澤卓二教授らは、こんなアスタキサンチンの効力に着目し、脳機能に与える影響を調べました。加齢に伴う物忘れを自覚している50～69歳の男性10人にアスタキサンチンを12週間服用してもらい、認知の反応速度を測定したのです。「モニターに映し出されたトランプの色が赤か黒かを判断してボタンを押す」「画面上のトランプが裏から表にひっくり返ったらボタンを押す」など5項目について調べたところ、すべての項目で反応が速くなり記憶力も改善しました。

アスタキサンチンには、脳の認知機能を改善する効果があると考えられます。

しかも、アスタキサンチンは血液脳関門だけではなく「血液網膜関門」も通過できるのです。血液網膜関門は、目の網膜を有害物質から守るシステムで、ほうれんそうに含まれるルテインやゼアキサンチンなど、限られた成分しか通れません。

アスタキサンチンの認知機能への効果

Cog Health（認知機能検査）の反応時間

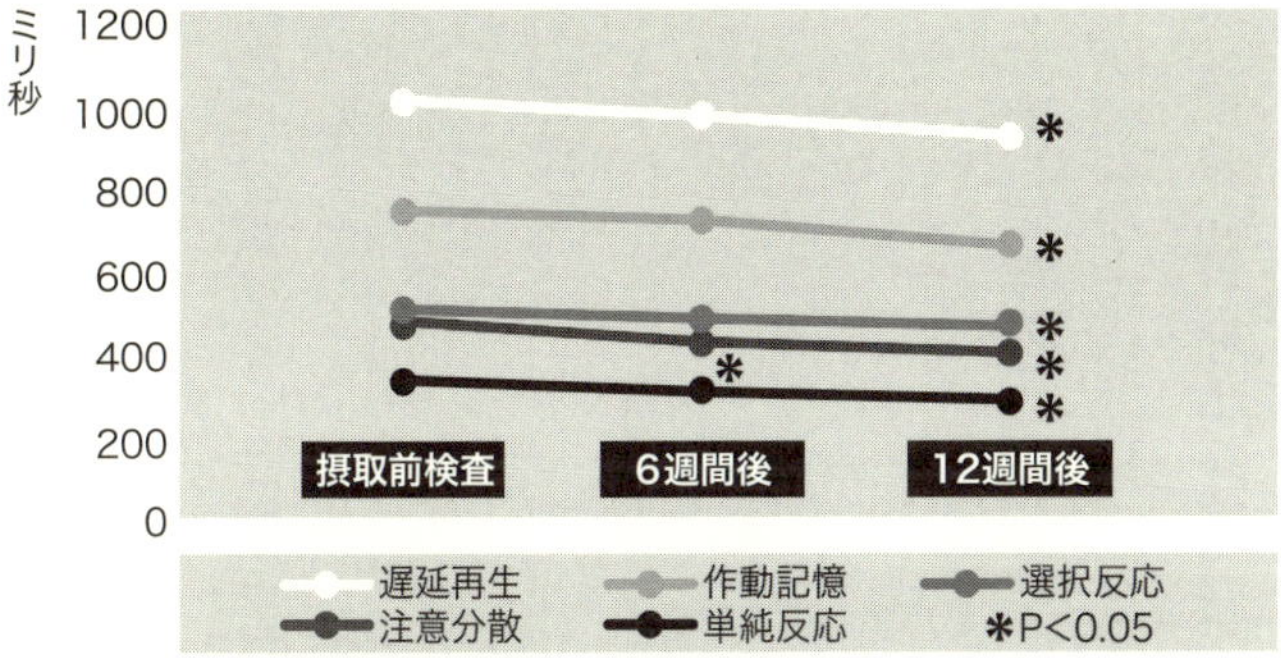

アスタキサンチン摂取前と摂取後とでは、検査項目のすべてで反応時間が短くなり、認知機能が改善した

日は常に活性酸素にさらされており、酸化しやすくなっています。アスタキサンチンは網膜に発生する活性酸素も消去して、黄斑変性症や白内障などを防ぎ、眼精疲労を改善します。

アスタキサンチンは、100gのベニザケの切り身に約3mg含まれています。1日に0・6mg以上摂取すると、LDLコレステロールの酸化を抑制できるといわれています。6mgぐらいとると、全身にその効力が及びます。サケなら2切れ程度です。脂溶性なので油といっしょにとると、吸収率がアップします。ソテーやムニエルにして食べるといいでしょう。魚では、サケのほか、タイやキンメダイ、キンキなどに多く含まれています。

イチョウ葉エキス

DATA
ファイトケミカル　フラボノイド　テルペノイド
1日の摂取量の目安　120〜240mg

●多種類のフラボノイドが血行を促進する

イチョウ葉エキスに、血行促進、認知症予防などの効果があることはよく知られています。ドイツを中心に、ヨーロッパでは医薬品として利用されています。

イチョウ葉エキスの有効成分は、大きくフラボノイドとテルペノイドに分けられます。フラボノイドは黄色い色素で、ルチン、ケルセチンなど、確認されているだけで13種類含まれています。このなかには、イチョウ葉エキスだけにみられる、「二重フラボン」と呼ばれる活性の強いフラボノイドも6種類含まれています。

これらのフラボノイドは、強力な抗酸化力で活性酸素を消去するとともに、末梢血管を拡張して血行を促進し、脳や心臓への血流を増やします。

●テルペノイドがさらに脳への血流を増やす

テルペノイドは、植物の香りや樹液の成分です。イチョウ葉には固有のギンコライドとピロパライドが含まれています。

ギンコライドはイチョウの若木の葉や根に含まれる成分で、ヨーロッパではハーブとして用いられています。日本でいうなら漢方薬のような存在です。

ギンコライドには血小板の凝集を阻害して、血栓をできにくくする作用があります。また、アレルギーの原因となるＰＡＦという物質の働きを抑制して、ぜんそくなどのアレルギー症状を緩和します。

もう一つの特有の成分ピロパライドは、記憶と密接なかかわりがある脳の海馬周辺の血流量を特異的に増やします。さらに、脳内の神経細胞間でやりとりされる電気信号の乱れを抑えたり、神経細胞の死滅を防ぐ働きもあると考えられています。

これらの成分の相乗効果で、イチョウ葉エキスは脳の血行をよくして、認知症を防ぎます。脳血管性認知症にもアルツハイマー型認知症にも効果があります。

●成分をよく確認する

イチョウ葉エキスにはギンコール酸というアレルギー物質が含まれているので、生の葉を煎じて飲んだりしないように。ギンコール酸が除去されており、フラボノイド類を24〜25％、テルペノイド類を６％以上含んでいるものを選んでください。妊婦や授乳中の人、抗血栓剤・抗血液凝固薬を服用中の人は利用を避けたほうがいいでしょう。

認知症に効く栄養成分⑩

フェルラ酸

DATA
ファイトケミカル　ポリフェノール
1日の摂取量の目安　200mg

●食品添加物として広く使われている

フェルラ酸は植物の細胞壁をつくるポリフェノールで、玄米や米ぬか、小麦のフスマなどに多く含まれています。

強力な抗酸化作用で知られ、食品の酸化防止剤、変色防止剤として、野菜や果物、菓子、魚介類、ハム・ソーセージなどに広く利用されています。

マダイにフェルラ酸とγ-オリザノールを98日間投与したところ、非投与群より色調が明るくなったという報告があります。タイに含まれるアスタキサンチンやルテインなどのカロテノイドの酸化を防ぐ作用があると考えられています。

γ-オリザノールは米ぬかから抽出される成分で、フェルラ酸が含まれています。フェルラ酸と同じく食品添加物として認可されています。

また、フェルラ酸は有害な紫外線を強力に吸収し、メラニンの生成を抑えます。そのため、美白剤やサンスクリーン剤として化粧品にも用いられています。

●脳の神経細胞を保護する

フェルラ酸は生活習慣病にも大きな力を発揮します。大腸がんの発生を抑えることが確認され、米ぬかから抽出したフェルラ酸を原料とした、大腸がん発がん予防物質が開発されています。血圧降下作用、血糖値降下作用も確認されています。

さらに、アルツハイマー型認知症を改善する働きがあることもわかりました。高齢で発症した、比較的軽度のアルツハイマー型認知症の患者さんに1日200mg投与したところ、症状が大幅に改善したのです。フェルラ酸は脳の酸化を防ぎ、アルツハイマー型認知症の原因となるβアミロイドから神経細胞を守ります。

βアミロイドによって学習記憶が低下しているマウスにフェルラ酸を投与すると、ふつうの状態まで回復したという報告があります。また、フェルラ酸をあらかじめ与えたラットは、脳内の酸化が抑えられ、認知障害が起こりにくくなるという報告も寄せられています。これらのことから、フェルラ酸には認知症を予防・改善し、学習記憶を向上させる働きがあると考えられています。

フェルラ酸は白米にはわずかしか含まれていません。玄米や発芽玄米、全粒粉パンなどを積極的にとるようにしましょう。

DHA

DATA
多価不飽和脂肪酸（n-3系）
1日の摂取量の目安　1〜2g

●脳内に多く分布する

ＤＨＡは「n-3系」と呼ばれる多価不飽和脂肪酸の一つで、体内では合成できないため食事でとる必要があります。同じn-3系にはα-リノレン酸やＥＰＡがあります。

グリーンランドに住むイヌイットに、動脈硬化や脳梗塞、心筋梗塞などが非常に少ないことから、彼らの食生活に注目が集まり、魚に含まれるＤＨＡとＥＰＡの作用について研究されるようになりました。

ＤＨＡにもＥＰＡにも、ＬＤＬコレステロールを減らし、ＨＤＬコレステロールを増やす働きがあります。ＥＰＡは血栓を溶かして血液をサラサラにします。一方、ＤＨＡは血管壁や赤血球の細胞膜をやわらかくして血流を改善します。

どちらも、動脈硬化や高血圧、脂質異常症などの生活習慣病を予防する効果大です。両者の決定的な違いは、脳内に分布しているのはＤＨＡのみということです。ＤＨＡは脳内ではリン脂質として存在しており、非常に重要な役割を果たしています。

妊娠中に母親が十分にＤＨＡをとらないと、胎児は発育不全になります。脳の神経細胞が急速に発達する乳幼児期もＤＨＡは必須です。そのため、粉ミルクにも添加されるようになりました。

●認知機能を維持・改善する

ＤＨＡは血液脳関門を通過できる唯一の脂肪酸です。記憶や学習と密接な関係がある海馬に、特に多く分布しています。脳の血行をよくして神経細胞の機能を強化する、神経細胞の発達を促す、情報伝達をスムーズにする、傷ついた脳細胞を修復する、などの働きがあります。

これらのことから、記憶力や学習能力の向上だけではなく、認知症にも有効ではないかと考えられています。

島根大学医学部の橋本道男准教授らの研究チームは、ＤＨＡ入りの魚肉ソーセージを用いて、その効果を検証しました。

65歳以上の住民１０６人を２つのグループに分け、一方のグループにはＤＨＡ入りの強化ソーセージを、もう一方のグループにはふつうのソーセージを、毎日２本ずつ摂取してもらい、半年ごとに記憶力と運動能力を調べたのです。その結果、強化ソーセージを食べたグループでは、認知機能、運動能力ともに改善がみられたのに対し、通常のソーセージを食べ続けたグループはどちらも低下しました。

これらのことから、ＤＨＡには、認知機能の維持・改善効果があると考えられます。

●アルツハイマー型認知症の発症を抑える

京都大学ＩＰＳ細胞研究所と長崎大学の研究グループは、アルツハイマー型認知症の発症のメカニズムの一部を解明し、適切な濃度のＤＨＡがアルツハイマー型認知症の発症を抑える可能性があることを示唆しました。

研究チームは、４人のアルツハイマー型認知症患者からつくったＩＰＳ細胞を、脳神経細胞に変化させたものを使用して、ＤＨＡの効果を試しました。

βアミロイドが蓄積した細胞に低濃度のＤＨＡを投与したところ、細胞内のストレスが軽減し、細胞死も抑制できたのです。しかし、高濃度のＤＨＡではかえってストレスが増したということです。

ＤＨＡのアルツハイマー型認知症抑制効果については、海外でも多くの研究がなされています。アメリカのタフツ大学が、平均年齢76歳の男女８９９人を対象に行った追跡調査では、血中のＤＨＡの濃度が上位４分の1に入っている人は、それ以下の人よりア

赤血球膜脂肪酸とMMSE総合点の12か月間の変化値との相関

	人数(男／女)	年齢	HDS-R	MMSE	FAB
プラセボ群	54(21／33)	73±1	28±0.4	28±0.4	15±0.3
強化ソーセージ群	57(20／37)	72±1	28±0.5	28±0.5	15±0.3

DHA・EPA強化ソーセージ、あるいはオリーブオイル強化ソーセージを1日に2本摂取した

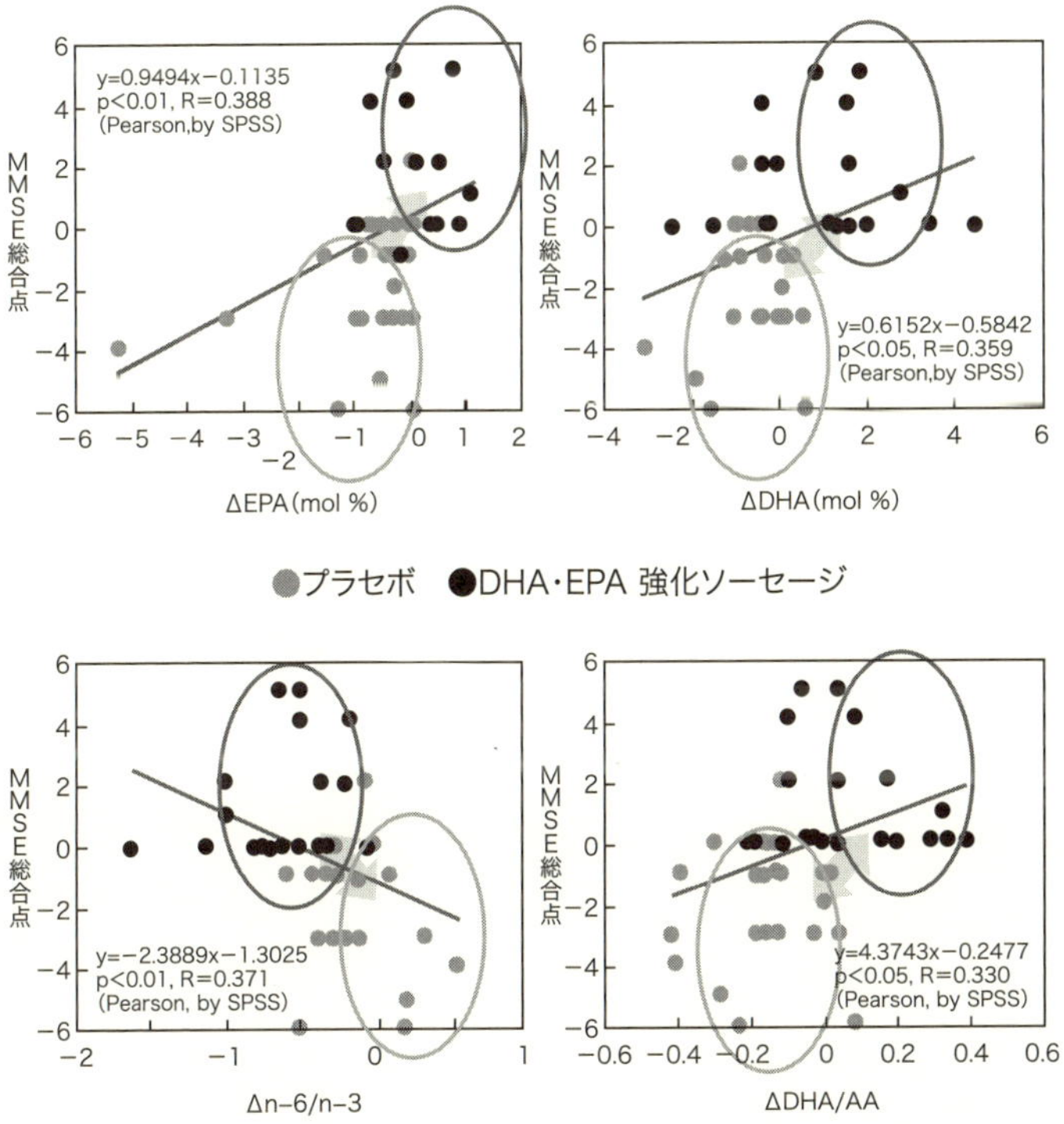

DHA・EPA強化ソーセージの摂取によって、加齢による認知機能の低下を遅らせられることがわかった

ルツハイマー型認知症になる割合が39％低いことがわかりました。これらの人たちは平均して、魚を週に180〜270g食べていました。

このように、アルツハイマー型認知症を抑制する栄養成分として、DHAはもっとも有望視されており、大きな期待が寄せられています。

●心を安定させ、目の機能を強化する

DHAには集中力を持続させたり精神を安定させる作用もあります。ストレス時の攻撃性を緩和する働きもあるので、子どもや若者にもしっかりとってほしい栄養成分です。

また、シクロオキシゲナーゼというアレルギーを促進する酵素の働きを阻害して、アトピー性皮膚炎や花粉症、ぜんそくなどのアレルギー症状を抑えます。

DHAは目の網膜にも多く存在し、目の機能を強化します。視力改善、動体視力向上などの効果が望めます。

●酸化されやすいので新鮮なものを

DHAはマグロやブリ、サバ、サンマなどの青魚やウナギに多く含まれており、1日100g程度食べると、必要量は満たされます。非常に酸化されやすいので新鮮な魚を選び、脂を逃さない調理法を心がけましょう。

認知症に効く栄養成分⑫

ホスファチジルセリン

DATA
脂質
1日の摂取量の目安 100〜300㎎

●神経伝達物質の放出にかかわる

ホスファチジルセリンは細胞膜を構成するリン脂質の一つです。人間の細胞のすべてにホスファチジルセリンは存在しており、栄養素の取り込みと老廃物の排出という重要な役割を担っています。

特に脳には多くのホスファチジルセリンが集まっており、「脳の栄養素」とも呼ばれています。ホスファチジルセリンには、アセチルコリンやドーパミン、セロトニンなどの神経伝達物質の放出量を増やす働きがあります。

これによって情報伝達がスムーズに行われるようになるため、認知障害や記憶障害、アルツハイマー型認知症が改善されます。

●脳が若返る

チェナッキらは中等度から重度の認知障害がある高齢者に、1日300㎎のホスファチジルセリンを6か月間投与し、その効果を検証しました。

すると、ホスファチジルセリン投与群は偽薬投与群に比べ、有意に認識力が改善されたのです。

また、クルックらは加齢による記憶障害がある149人に、ホスファチジルセリン、または偽薬を12週間、1日に300mg投与し、その効果を調べました。

すると、ホスファチジルセリン投与群は、名前の記憶、顔の認識、電話番号の記憶など、すべての項目で有意に改善されました。実験開始時にもっとも成績が悪かった人たちに、もっとも大きな効果がみられたのです。

初期の研究は牛の脳由来のホスファチジルセリンが使われていたのですが、狂牛病の影響で、大豆由来のものに切り替えられました。大豆由来のホスファチジルセリンの効力は牛由来のものより若干強く、ことに人名の記憶については、14年も若返ったのです。つまり、66歳の人が52歳の人と同等の成績を示したといいます。

●肉の内臓に多く含まれる

ホスファチジルセリンは、牛肉や豚肉の内臓、サバ、ニシン、ウナギ、大豆などに多く含まれています。イチョウ葉エキスやDHA、EPAといっしょにとると、さらに効果的です。ベジタリアンや肉を好まない高齢者などは不足しがちなので注意が必要です。

ホスファチジルセリンの記憶障害改善率

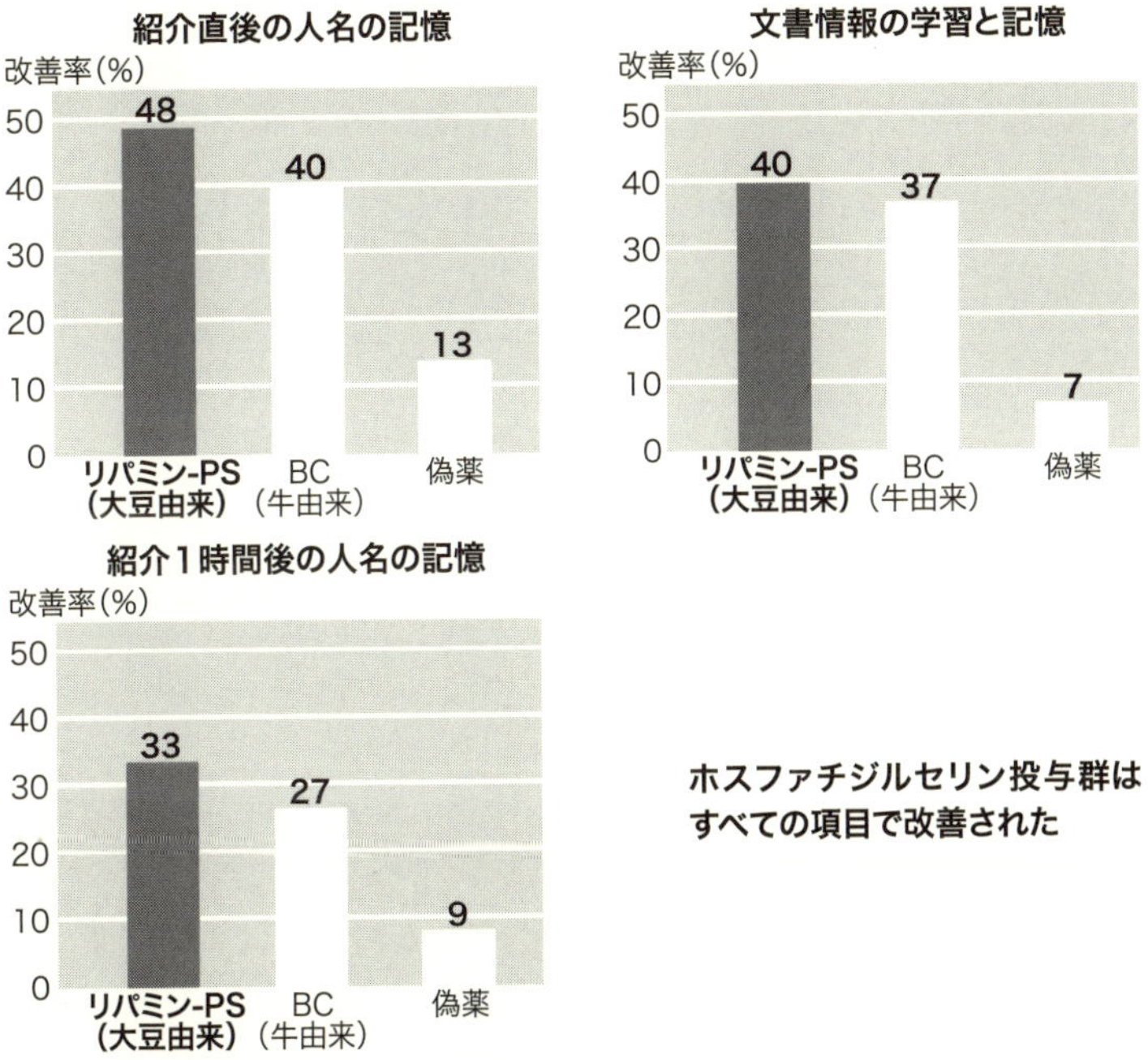

ホスファチジルセリンの記憶障害改善年数

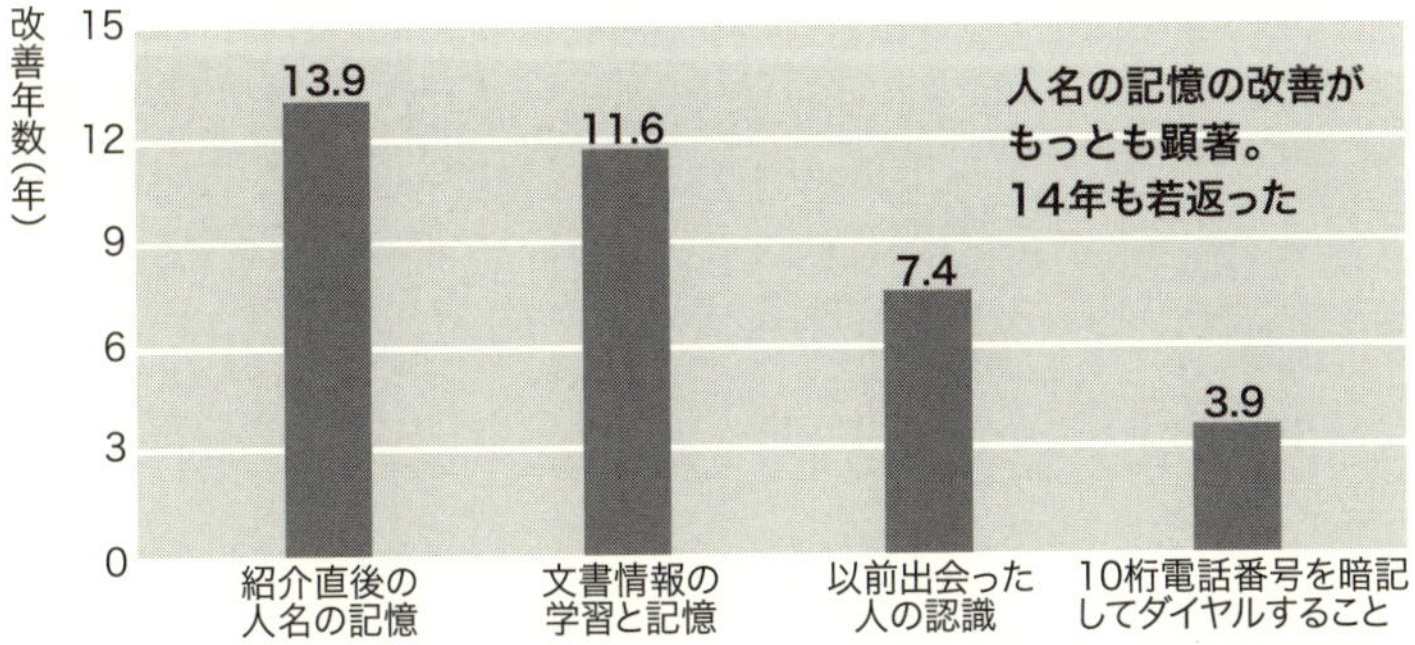

GABA

DATA
アミノ酸
1日の摂取量の目安　20〜50mg

●興奮を抑える神経伝達物質

ＧＡＢＡはアミノ酸の一種で、「γ-アミノ酪酸」の略称です。脳や脊髄に多く存在し、神経伝達物質として働いています。

ＧＡＢＡはグルタミン酸から合成されますが、その作用は正反対です。グルタミン酸が神経細胞を興奮させるのに対し、ＧＡＢＡは神経の興奮を抑えます。両者がバランスよく働くことによって、精神が安定するのです。

ストレスを感じたり、興奮すると、アドレナリンが盛んに分泌されますが、ＧＡＢＡはその分泌を抑え、心身をリラックスさせます。イライラや不安を軽減し、筋肉の緊張をゆるめ、睡眠の質をよくします。

このような、精神安定、ストレス緩和作用が認められ、最近はＧＡＢＡ含有の食品が多く出回るようになりました。血圧を下げる働きもあるため、高血圧に有効として、トクホ（特定保健用食品）の認定も受けています。

このほか、内臓の働きを活発にして基礎代謝を高める、コレステロールと中性脂肪を抑制するなどの作用もあり、肥満や糖尿病を防ぐ効果もあると期待されています。

●脳の代謝を高める

GABAには、脳の血流を改善し、酸素の供給量を増やして代謝を促進する働きがあります。脳の機能が活性化するので、記憶力や学習能力が高まり、認知症が抑制されると考えられています。

GABAは睡眠中、特に深い眠りに入ったときに生成されるので、不眠症の人はGABAが不足ぎみになります。そのため、ますます緊張がとれず眠れないという悪循環に陥りがちです。不眠ぎみの人は積極的にGABAをとるように心がけましょう。

かつては、食品からGABAを摂取しても効果はないと考えられていましたが、最近の研究によって、口からとったGABAは血液脳関門を通過して、直接脳に作用することがわかりました。

●ビタミンB_6とともにとる

GABAは、発芽玄米、みそ、しょうゆ、キムチ、漬物、茶葉、ワインなどに多く含まれています。タンパク質の代謝を促進するビタミンB_6とともにとると効果的です。

認知症に効く栄養成分⑭

カンカエキス

DATA
1日の摂取量の目安　100〜400㎎

●砂漠に生きる植物

カンカは学名を「カンカニクジュヨウ」といい、タクラマカン砂漠などでタマリクス（紅柳）の根に寄生する多年生の植物です。「砂漠人参」とも呼ばれており、中国では珍重されています。

タクラマカン砂漠にあるホータン地区は長寿で知られ、100歳以上の高齢者の割合は中国随一といわれています。その長寿の秘訣は、彼らが常食しているカンカニクジュヨウにあると考えられています。

カンカエキスにはエキナコシド、アクテオシドという健康成分が多く含まれています。前者はエキナセアというハーブの主成分で免疫力を高める効果があり、風邪やインフルエンザ、感染症を防ぎます。後者のアクテオシドはポリフェノールの一種で、強力な抗酸化作用があります。その効力はビタミンCの5倍といわれています。

このほか、血管を拡張して血行をよくしたり、疲労を回復させる働きもあります。

●アルツハイマー型認知症を予防する

カンカニクジュヨウは、中国では漢方薬としてアルツハイマー型認知症の治療に用いられています。

北京大学などの研究チームは、マウスを用いてカンカエキスの効果を検証しました。人為的に学習障害、記憶障害を起こさせたマウスにカンカエキスを投与したところ、学習障害も記憶障害も有意に改善され、正常なマウスと同程度の成績をおさめたのです。また、いったん記憶した情報を思い出す能力も改善されることがわかりました。

カンカエキスは、障害を受けた脳の神経細胞を修復するとともに、活性酸素の発生を抑制して、神経細胞を保護します。さらに、神経細胞の増殖を促進して脳の機能を強化するため、認知症予防に有効と考えられています。

最近の研究によって、カンカニクジュヨウの仲間のニクジュヨウという植物に、脳の海馬のアポトーシス（細胞死）を抑制して、脳梗塞やアルツハイマー型認知症を予防する働きがあることがわかり、カンカエキスにも同様の作用があるのではないかと期待されています。

日本では、カンカニクジュヨウは食品とされています。

認知症に効くその他の栄養成分

β-クリプトキサンチン	カロテノイドの一種でミカンの黄色い色素です。皮膚がんや大腸がんを抑制する働きがあります。温州ミカンのほか、柿、ビワ、パパイヤなどにも多く含まれています。
フコキサンチン	カロテノイドの一種でオレンジ色の色素です。強い抗酸化力で、動脈硬化や脳卒中、心筋梗塞などを防ぎます。糖の代謝を促進して糖尿病を防ぐほか、抗がん、抗肥満、抗炎症作用などがあります。コンブやワカメ、アラメなどの褐藻類に多く含まれています。
カプサンチン	カロテノイドの一種で赤い色素です。リコピンと同等の抗酸化力があり、悪玉コレステロールを減らし善玉コレステロールを増やします。また、加齢に伴う記憶力や学習能力の低下を防ぐ働きもあります。赤ピーマンに多く含まれています。
セサミン	ゴマに含まれるリグナン類のなかでもっとも強い抗酸化力があります。肝臓まで到達し、肝機能を強化します。細胞の老化を防ぎ、血管を健康に保ちます。

第6章

〈認知症〉治った！助かった！私たちの喜びの声を届けよう

Case 1

アルツハイマー型認知症の叔父が驚くほど回復した

円尾千代子さん　65歳

83歳になる私の叔父は一人暮らしなのですが、「膝が痛くて歩けないから」と、週3回ヘルパーさんに来てもらっていました。

その叔父がある日、もう年だから車を廃車にすると言い出し、手続きをすることになったのですが、手続きの際に「実印がない」と大騒ぎして、警察に届けてしまったのです。物がなくなったといっては部屋中に盗聴器をつけたこともありました。

そんなことがあって心配になったので、昨年の2月にヘルパーさんに付き添いを頼み、病院へ連れて行ってもらいました。すると、診断の結果、脳の萎縮が始まっているといわれ、アルツハイマー型認知症であることがわかり、アリセプトを処方されました。

叔父もさすがにショックだったようで、不安でオロオロしたり、意味不明な話をしてみたり…。言葉もろれつが回らなくなってしまいました。

「もう新聞も読めないから、とるのをやめた」といい出し、すっかり元気がなくなって、とても一人では置いておけないといった様子でした。

その後も、「もう死にそうだ」と大騒ぎしたり、落ち込んでみたり…。困り果てていたとき、認知症に効く栄養成分があるという話を聞いたのです。正直、そのころは手当たりしだいに、効果があるといわれるものはすべてやってみようという気持ちでした。

食事だけでは十分な栄養成分をとりきれないので、イチョウ葉エキスやＤＨＡなどのサプリメントをアリセプトといっしょにとるよう叔父にすすめました。

それから1か月が過ぎた4月ごろ、叔父に久しぶりに会うと、なんとやめたはずの新聞を読んでいました。「退屈だから新聞をまたとり始めた」というのです。これには驚きました。それまで支離滅裂で会話が成り立たなかったのに、話の内容もはっきりして明るくなっていました。帰り際には「気をつけて帰りなさい」と私に気遣う言葉も出るようになっていたのです。

5月には「自転車に乗りたい」「一人で買い物に行きたい」というようになりました。試してみて本当によかったです。

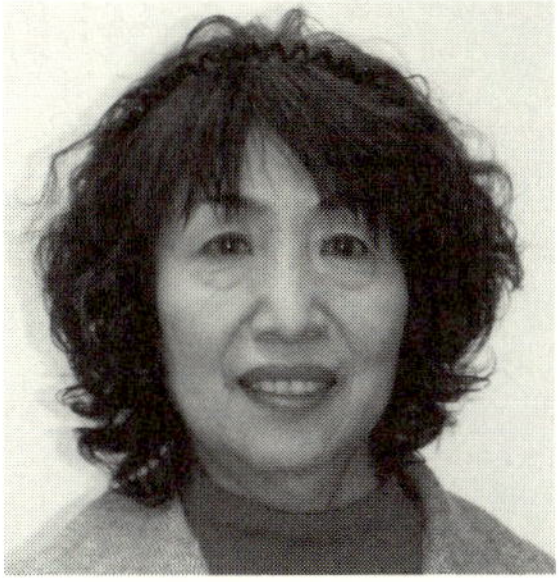
円尾千代子さん

Case2

娘のこともわからなかった母が名前で呼ぶまでに回復。要介護度も4から2に改善した

佐藤美代子さん　64歳

私の母は92歳になるのですが、5、6年前に大腿骨を骨折し、入院してから認知症になり、要介護4の認定を受けていました。長い間、一人暮らしでしたが、もう一人では置いておけなくなって、71歳の兄とともに介護をすることになりました。

介護施設も考えましたが、兄がどうしても在宅で介護をしたいというので、今は二人で老老介護をしています。

ときおり、ショートステイで介護施設にお世話になることがあるのですが、やはり場所が変わると認知症も進むみたいで、帰ってくると私に「あなた、お名前は?」「よくしてくれてありがとう。お給料はいくら? お給料、もっと上げてもらわなくちゃね」「いつ帰るの?」というようになってしまいました。これにはちょっとショックでしたね。夜も2時間おきにトイレに行くので介護も大変になりました。

そのころ、知り合いから認知症に効く栄養成分があるらしいと聞き、ビタミンB群や

イチョウ葉エキスなどを母にとらせてみました。すると、徐々にですが効果があらわれるようになり、名前がわかるようになったのです。意識も以前よりもはっきりしてきたみたいで、会話もきちんとできるようになってきました。

介護度が高くなると、認定は1年に1回になるのですが、要介護4だった母が次の認定では要介護2になり、本当にびっくりしました。

これには先生も驚かれて、「介護度は進むことはあっても、戻ることはあまりない」といっておられました。

昨年5月ごろ、ヘルニアを患い、全身麻酔で手術して入院しました。そのときも、少し認知症が進みましたが、退院してきてからも引き続き栄養成分を母にとらせたところ、しばらくして入院前の状態に戻ってきました。

母を見ていて、本当に効果があったので、私もさっそく始めました。効果があるのは認知症だけじゃなかったみたいです。

主人が帯状疱疹で耳が聞こえなくなって、もう治らないといわれていたのですが、私といっしょに栄養成分をとり始めたら聞こえるようになりました。これからも続けていこうと思います。

Case 3

アリセプトではおさまらなかったアルツハイマー型認知症の問題行動もおさまった

関口順子さん　49歳

母は4年前にアルツハイマー型認知症と診断され、アリセプトを飲むようになりました。そのころから立ったり座ったり、鍵を開けたり閉めたり、引き出しを出したり入れたりするなど、問題行動を起こすようになりました。

物忘れから始まって、その後、急速に言葉をなくしていきました。その年の2月ごろから腰の痛みや関節の痛みを訴えるようになり、歩きたがらなくなっていました。

そんな状態でしたが、デイサービスは利用していました。デイサービスに出すことによって、他人と交わり、集団行動をとったり、体操したりすることで、認知症が改善できないかと考えたからです。

ちょうどそのころ、認知症に効く栄養成分があるという話を聞いて、さっそく母に試してみようと思いました。すると、それまでの行動がすっかりおさまり、デイサービスのスタッフにも、「表情がとても明るくなりましたね」「物事にやる気が出てきたみたいですよ」といわれるようになったのです。驚きました。

それと同時に、耳がよく聞こえるようになったみたいで、電話にも出られるようになり、掃除機もかけられるようになりました。

デイサービスでも、前回話した内容に反応するようになり、手足を動かす速さも速くなって独り言も減り、スタッフも助かっているようです。血圧も低血圧ぎみでしたが、１１０〜１２０㎜Hgと正常になりました。

デイサービスでは、母が認知症に効く栄養成分を毎日とっていることを知っていて、母が飲み忘れた日は午前中の血圧が低くなって少し元気がなくなるので、すぐにわかるそうです。

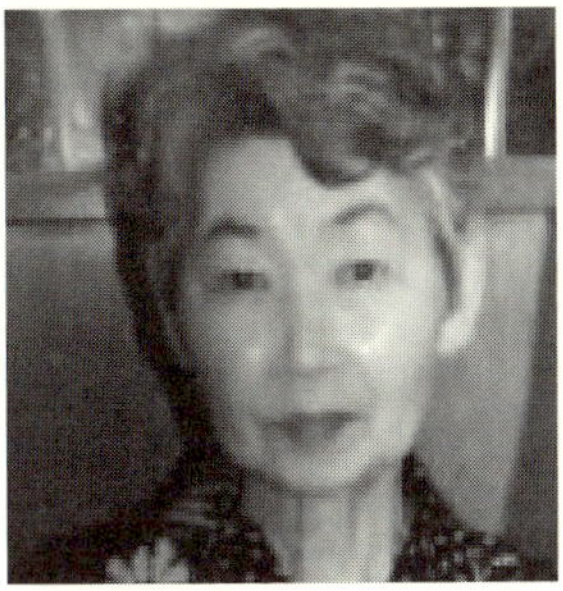

関口順子さんのお母様

アリセプトをやめると、しょっちゅう手をかいていましたが、今ではそれもなくなりました。

その後、検査をしたところ、主治医の先生から「思ったより、進行していないですね」といわれ、健康診断でも問題はありませんでした。これからも続けてもらおうと思います。

Case4

認知症に効く栄養成分で、要介護2から要介護1へ。笑顔も復活

川本いくえさん　66歳

95歳の母はある日突然、お風呂に入らなくなり、言動もおかしくなりました。父は20年前に亡くなっているのですが、母は「お父さんがまだ帰ってこない」というようになりました。ほかにも、会話がうまく成り立たず、テレビの音量も異常に大きくなり、よく遊びに来ていた私の友人の名前も思い出せない状態になってしまいました。いよいよ母も認知症になったのだなとそのとき思いました。

その後、老化による物忘れということで要介護2の認定を受け、お風呂に入れてもらいたくて、あちこちのデイサービスを探しました。

やっと探し当てたデイサービスは、お風呂が温泉で、ヘルパーさんたちもとても親切で、安心してお願いできるところでした。ですが母はなかなかなじめず、せっかくデイサービスに通っているのに、お風呂にも入らないで何もせずに帰ってきました。そこで、認知症にいいと聞いた栄養成分のサプリメントを血圧の薬といっしょに飲ませてみたのです。

すると、それまで最高血圧が２００㎜Hgだったのに1週間で１６０台になり、1年2か月後には１２０台になって血圧の薬も週２、３回になりました。そして、母の様子にも変化があらわれました。それまで誰とも話ができなかった母ですが、まわりの人たちと会話ができるようになり、私の友人の名前も思い出してくれました。

そのうち、デイサービスが楽しいと言い出し、週2日だったデイサービスを週３日にかえました。もちろん、お風呂もちゃんと入ってくれるようになりました。デイサービスでは、食器洗いを率先して手伝うなど、スタッフから「すごい変化ですね」といわれました。自宅でも驚くほど、改善しました。

母が趣味で植えたブルーベリーの実を自分でとってジャムにしてみたり、バギーを押しながら一人で散歩に出てみたり…。昔の母に戻ったようです。

半年後、再び介護認定を受けたところ、なんと要介護1になったのです。調査員から「自宅介護で認定が改善した人はほとんどいませんよ」といわれ、とてもうれしくなりました。最近では、デイサービスでお友達もできて、笑顔がみられるようになりました。脳外科の検査を受けたところ、73歳の脳でしわもきれいだし、血液もよく流れているといわれ、ほっとしました。今も大きな変化に驚いています。

Case 5

リハビリにも前向きになり、車いすから自力で歩けるまでに。要介護3から要介護2へ

伊藤日和さん　63歳

88歳の母は30年近く前に、髄膜炎を発症し、以後、認知症の症状がみられるようになりました。

その後、20年近くたち、78歳のときに病院内で転倒し、左大腿部を複雑骨折してしまいました。手術には成功したものの歩行不能となり、車いす生活になりました。

昨年の4月ごろ、私の勤務先の同僚が認知症の叔母に飲ませたという、認知症に効果のある栄養成分を母に与えたところ、驚くべき効果を発揮したのです。

栄養成分をとり始めて1か月ほどたったころ、それまで車いすでしか動けなかった母が、デイサービスのリハビリで手動式4点歩行器を使って10mほど歩けるようになったのです。それはもう、目が点になるほど驚きました。その後、自宅でも自室からトイレまでの3mほどある距離を壁伝いに歩いている姿がみられるようになりました。

洗濯機の操作もできなかった母が、私といっしょにやっていくことで、一人でもでき

るようになりました。小さな出来事ですが、生活の様子が一つずつ改善されるようになったのです。

食事もそれまで流動食状のものを2時間かけて食べていたのですが、今ではむせたりせき込むこともほとんどなくなり、30分くらいで食べられるようになりました。

しかも、エビフライやコロッケなどの揚げ物も食べるようになったのです。便通もよくなって、5~7日間隔で出るようになりました。昨年の9月に介護認定の再審査があったのですが、要介護3から要介護2へとかわり、本当にびっくりしています。

ただ残念なことに、昨年10月、カーテンを開けようとベッドから立ち上がったところ、膝折れ転倒をしてしまい、骨には問題ないと診断されましたが、立位歩行が困難になりました。

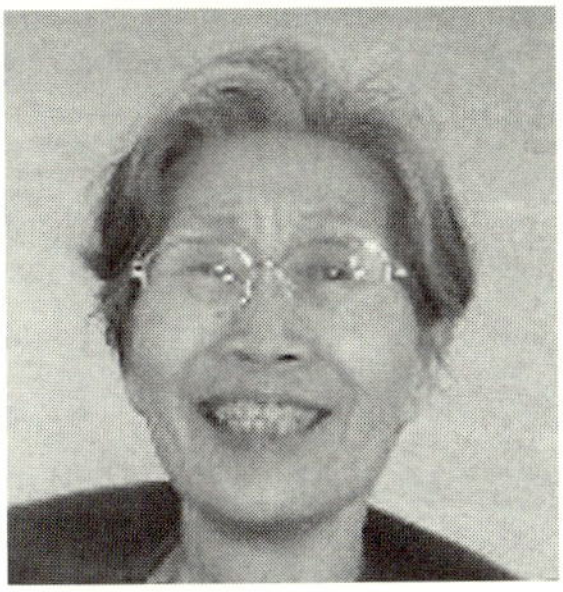

伊藤日和さんのお母様

現在ではデイサービスのリハビリと訪問マッサージで、徐々にですが希望が持てる段階になってきました。

母の認知症を改善してくれた栄養成分が、自由を失った母に希望を与えてくれました。これからも続けていきたいと思います。

Case6

物忘れも改善し、テキパキ行動できるようになった

佐久間タイさん　80歳

義理の姉は90歳で軽い認知症があり、息子さんと二人暮らしです。息子さんは仕事に出ているので、昼間はデイサービスなどを利用しながら一人で生活しています。

姉は昔からシャキシャキしていて、身のまわりのこともいつもきちんとしている人でした。遠く離れていて、なかなか会いに行けないので、ときどき電話で楽しくおしゃべりをしていました。

いつのころだったか、電話をしてみると、どことなく様子が変なのです。私のことがわからないみたいで、話をしていても会話がうまくかみ合わないのです。これはおかしいと思いました。いつもなら私の声を聞いて「タイさん?」って、すぐに言ってくれるのに、まったくわからないみたいで…。心配になって会いに行ってみると、なんだかボーッとしているのです。もしかしたら認知症かもしれない。そう思いました。

そこで、「認知症にいいらしい」と知人が教えてくれた、ホスファチジルセリンなど

の栄養成分が入ったサプリメントを姉に送ってみました。「これを試してみて」と。

半年ぐらいたったころでしょうか？　電話をかけてみると、電話口ですぐに「タイさん？」と名前を呼んでくれたのです。その後、久しぶりに会いに行ったのですが、元気いっぱいになっていて、テキパキと動いているのを見て、ほっとしました。

それから私も認知症予防に栄養成分をとり始めました。急激な変化は感じられませんでしたが、しばらくして、それまで目がショボショボしていたのがよくなったような気がしました。頭痛もあったのですが、それも気がつかないうちによくなっていました。

その後、3か月くらい、サプリメントをやめたことがありました。そのとき、はじめて効果を実感しました。よくなったはずの症状が、ぶり返してしまったのです。

あわてて再開したところ、頭がすっきりとさえた気がして、頭痛や目のショボショボした感じもすっかりよくなりました。

自分自身で効果が実感できたので、今ではまわりの人たちにもすすめています。

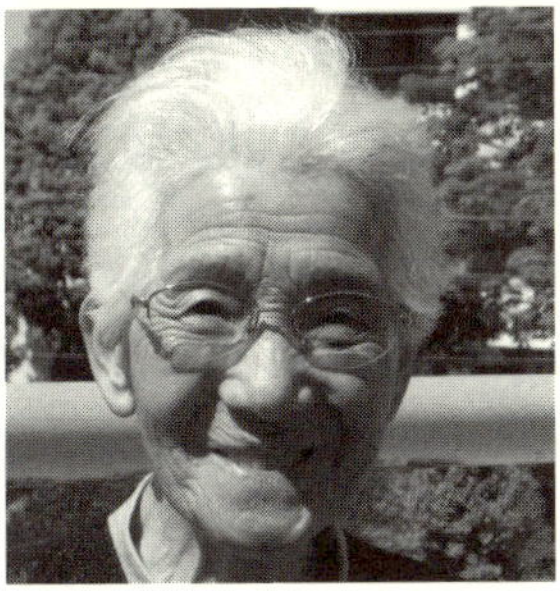
佐久間タイさん

Case 7

財布の置き忘れ、鍵の抜き忘れなど物忘れをし続けていた私が今ではうそのよう。表情も明るくなったと言われます

上村百子さん 89歳

私は腰が悪くてね。毎日のように整形外科に通っているのですが、何年か前から、病院の受付にお財布を忘れるようになりましてね。診察が終わり名前を呼ばれて、さあ帰ろうとすると、待合室で「お財布忘れてますよ〜！」って、大きな声で呼び止められるのです。もう恥ずかしくてねえ。そんなことが5、6回ありました。

そのうち、お財布だけじゃなくて診察券もどこにしまったのかわからなくなって…。目の前にあるのに気づかず、かばんの中を一生懸命に探している。そんな様子を見ていた友人に「ここにあるじゃない！」っていつも笑われていました。

自宅でも、玄関のドアに鍵をつけたまま出かけてしまったり、台所まで行ったのに何を取りにきたか忘れてしまったり…。そんなことばかりで家族にしょっちゅう叱られていました。もう、いつ死んでもいいやって思うくらい、本当に落ち込みました。

そんなとき、認知症に効果のある栄養成分があると聞きましてね。半信半疑でしたが、

そんなことが続いていましたから、藁にもすがる思いで、一度試してみようと思ったのです。薬だと不安ですが、栄養成分なら体に悪くないだろうし、いいかなあと思って。食べ物で補える栄養成分は食事で、食事でとることができないものはサプリメントでとることにしました。1、2年、続けたでしょうか？ あれほどお財布を忘れたり、カードを探したりしていたのに、気づいたときにはほとんど忘れなくなっていました。病院へ行くのも苦でなくなり、鍵をつけたまま外出することもなくなって、家族から叱られることもなくなりました。

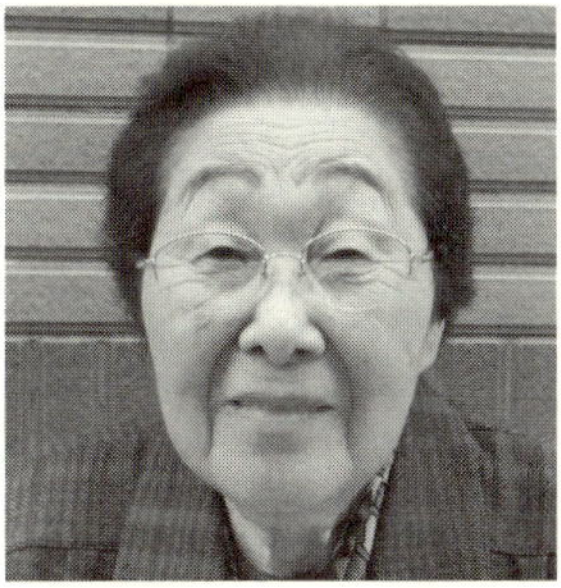

上村百子さん

私は縫い物が好きなのですが、あのころはそれがぜんぜんはかどらなくてね。いやになってやらなくなっていたのですが、最近では暇があるとするようになりました。朝、5時起きして庭の花を摘むときも、剪定ばさみを探すこともなくなりました。

最近では、まわりの人たちに表情が明るくなったと言われます。これからも栄養成分を上手にとって、楽しく過ごしていきたいと思っています。

Case8

物忘れで困ることはいっさいなくなり、足も痛まなくなり、杖なしで歩けるほどに

遠藤幸子さん　83歳

私は、長年教師をしておりましたが、メニエール病にかかって脚立から落ち、腰を強打して陥没骨折を起こしました。以来、杖をついて歩くようになりました。

股関節痛も出てきたので、整形外科の先生に手術を進められたのですが、体の中に異物が入るのはとても耐えられなかったので断っていました。

でも、やはり年なのでしょうね。膝に水がたまったり膀胱炎になったりと、いろいろな症状に悩まされるようになりました。体調がすぐれないので、ストレスもたまっていたのでしょう。ある日突然、声が出なくなって耳も聞こえなくなり、筆談でお話をしたこともありました。物忘れもひどくなり、冷蔵庫の中に入れた物をすっかり忘れて、同じ物を買ってきてしまうこともよくありました。

一人暮らしなので、お金を分けていろいろなところにしまっていたのですが、どこにしまったのかわからない。忘れてしまうのです。一日中探し回った日もありました。そ

のときは本当に、ああ、もうだめだと思いました。娘もとても心配していました。

そんなとき、認知症に効果のある栄養成分があると聞いて、試してみようと思ったのです。ＤＨＡやビタミンＢ群、イチョウ葉エキスなどの栄養成分をとり始めて２、３か月たったころでしょうか。少しずつ、その効果を実感できるようになってきました。

まず、今までボーッとしていた頭がさえてきて、物忘れで困ることがほとんどなくなったのです。置き忘れもしなくなりました。あんなに家中を探し回っていたのに。

まわりから表情が明るくなったとよく言われます。物忘れだけじゃなくて、足も痛まなくなり、杖をつかなくても歩けるようになったのです。これにはまわりの人も驚いていました。

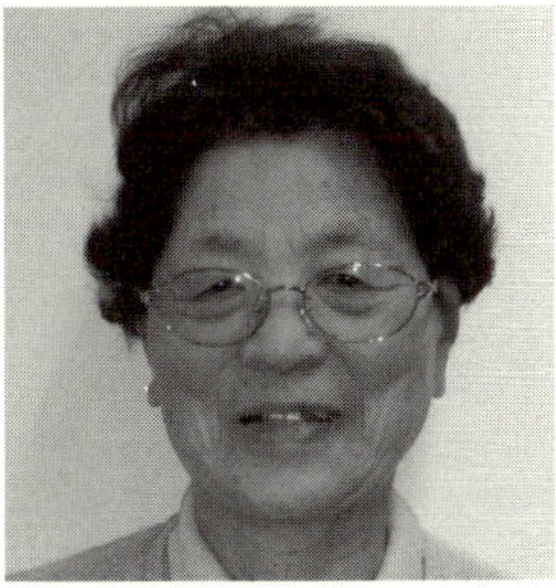
遠藤幸子さん

ストレスがなくなったせいか、声も出るようになり、もとの生活が送れるようになりました。認知症に効果があると聞きましたが、私にはいろいろな症状に効いたようです。

心配していた娘も、近ごろではテキパキしすぎてかわいくないとぼやいています。

Case9 頭の回転が速くなりやる気も出て、前向きにテキパキできるようになった

鈴木佳子さん 76歳

私は、長い間、美容室を経営してきたのですが、立ち仕事のせいか、若いころから肩こりと冷え症がひどくて、40年くらい悩まされていました。

数年前から、眠りが浅くなって寝起きが悪くなり、いつまでも布団から出られず、一日中、寝たり起きたりといった生活を送るようになってしまったのです。

当然、仕事にも支障が出てきました。いつもなら、簡単にできるはずの仕事がなかなかスムーズにはかどらないのです。今まで大きな病気をしたことはありませんでしたが、虚弱っていうのでしょうか？　どこか体調がすぐれない、そんな感じでした。

しだいにもう仕事は続けられない、そう思うようになって、とうとうやめてしまいました。

物忘れもひどくなって、せっかくお友達と会う約束をしても、約束したこと自体を忘れてしまって会えなかったりすることもよくありました。このままでは認知症になって

しまうのではないか、そんな不安が頭をよぎるようになりました。

2年くらい前だったでしょうか、安田先生のお話を聞いて認知症にいい栄養成分があることを知りました。アスタキサンチンやDHAなどの栄養成分です。

それまで体調がすぐれなかったので、健康食品を試してみたこともありましたが、仕事がはかどらなかったり、物忘れをしたりすることには効果は感じられませんでした。

でも、安田先生から教えていただいた栄養成分は違いました。

試してみたところ、以前に比べて頭の回転がよくなったような、そんな気がしています。当然、物忘れもほとんどなくなり、やる気が出るようになったというか、何事にも前向きになって、テキパキとこなせるようになりました。

長年、悩まされ続けてきた肩こりや冷え症も、すっかりよくなりました。今まで、家で寝たり起きたりの生活を送っていましたが、体調がよくなって頭もすっきりしたせいか、外出も平気になり、どこへでも気軽に出かけられるようになりました。

もっと早く試したかったなと思います。

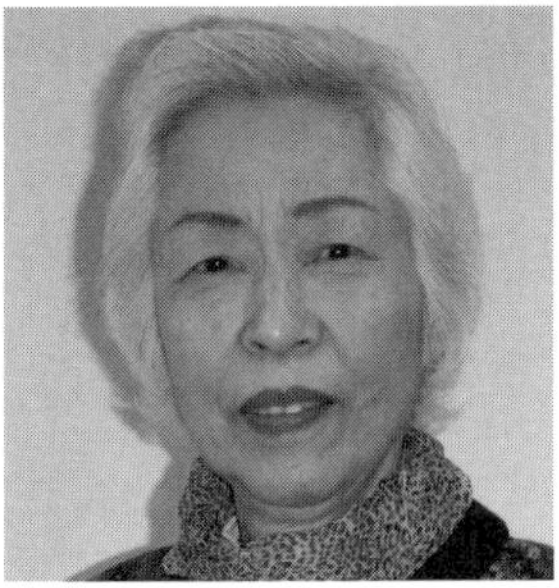
鈴木佳子さん

Case 10

認知症の母を看取り、自分も認知症予備軍と認識。物忘れも改善した

森　妙子さん　60歳

私の母は認知症を患い、自宅で介護をしていましたが、認知症が進むにつれて自分たちだけでは介護ができなくなって、ケアハウスやグループホームでお世話になるようになりました。よく施設を変わると認知症が進むといわれますが、うちの母も変わるたびに認知症が進み、最終的には要介護5になって91歳で亡くなりました。

以来、母をずっと見てきた私は、自分も認知症予備軍だという意識が強く、将来に備えて予防したいと思うようになり、認知症に効く栄養成分をとり始めました。体に気を使ってはいたものの、年とともに物忘れも多くなり、家事もなかなか思うようにはかどらなくなっていたのですが、栄養成分をとるようになってそれも改善。車を運転しているときの反応もよくなった気がします。母にも試してあげたかったなと思います。

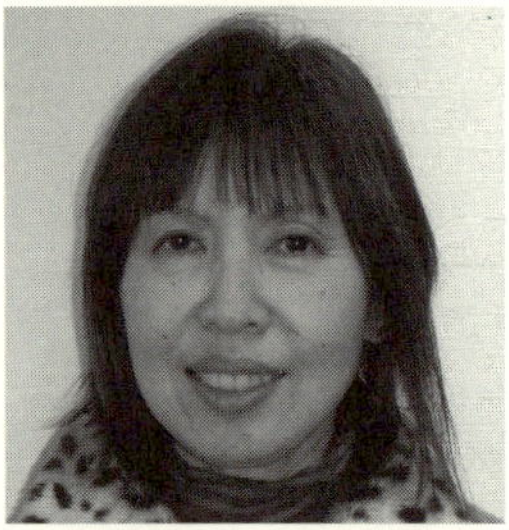

森　妙子さん

Case11

思い出す力、思い出そうとする力が戻り、物忘れが改善した

市島敏子さん 70歳

私はここ数年、人の名前が覚えられず、話をしていても、「えーっと、あの人よ、あの人…」といった具合に名前が出てこないことがよくありました。駐車場で自分の車がどこにあるのかわからなくなったり、今から行く場所がどこだったか、忘れてしまったり…。あげれば、きりがありません。最初のころは思い出そうと一生懸命考えるのですが、そのうち、考えるのもおっくうになり、思い出すことがとてもつらくなっていました。「もしかしたら、認知症の始まりでは？」と不安になり、認知症になりたくない一心で、認知症に効果のある栄養成分をとるようになったのです。

とり始めて2、3か月したころ、いつもと違う自分に気がつきました。思い出す力、思い出そうとする力が出てきたようで、物忘れが少しずつですが、改善してきました。

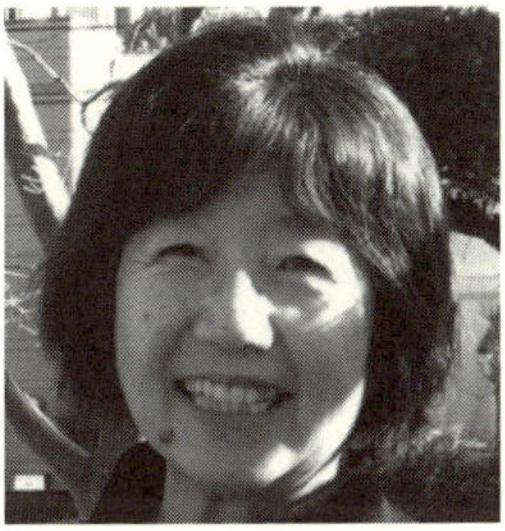

市島敏子さん

Q アルツハイマー型認知症になりやすい遺伝子があると聞きましたが、どんな遺伝子ですか？　その遺伝子を持つ人は必ず発症するのでしょうか？

A 危険因子として知られているのは、「アポリポタンパクE４（アポE４）」と呼ばれる遺伝子です。

片親からその遺伝子を受け継いだ場合は、アルツハイマー型認知症発症のリスクが3倍、両親から受け継いだ場合は10倍以上高くなるといわれています。

しかし、２０１２年、米スタンフォード大学、カリフォルニア大学サンフランシスコ校及びロサンゼルス校らの研究チームは、アポE４の影響を受けるのは女性だけで、男性ではアルツハイマー型認知症の発症リスクとの相関関係はみられない、との研究結果を発表しました。このように、まだ不明な点が多いのが現状です。

アポE４の遺伝子を持っていても発症しない人もおり、必ず発症すると決まっているわけではありません。

この遺伝子を持っている人は、適度な運動による予防効果が高いといわれています。規則正しい生活を送り、定期的に運動するように心がけてください。

Q **母が認知症と診断されました。どのように接すればいいのか、まわりの人になんと言えばいいのか、途方に暮れています。基本的な心構えを教えてください。**

A わけのわからないことを言ったり行ったりしても、叱ってはいけません。ストレスを与えるとよけいに問題行動がひどくなります。難しいことですが、できるだけ共感を示してあげることが大切です。

また、家族の認知症は隠したくなるものですが、身近な人や地域の人に率直に状態を話しておきましょう。

迷子になって帰れなくなったり、徘徊するようになったとき、事情を知っていると助けてくれます。たくさんの目があったほうが安心です。

1人で抱え込まず、公的なサービスや地域のサポートはできる限り受けるようにしてください。

困っていると、こちらから言わなければ、必要な情報は届きません。

Q 認知症にならないようにしたいのですが、予防は可能なのでしょうか？
もし、予防できるのなら、どのようなことに気をつければいいのでしょう？

A 認知症は突然起こるわけではなく、中年期からひそかに進行しています。ですから、そのころから脳によいライフスタイルを心がけていれば予防できる、という考え方が現在は主流になっています。

2011年、米カリフォルニア大学サンフランシスコ校の研究チームは、アルツハイマー型認知症発症のリスクを高める7つの危険因子を発表しました。危険な順に、低学歴、喫煙、運動不足、うつ病、中年期の高血圧、中年期の肥満、糖尿病があげられています。

生活習慣を改善してこれらの危険因子を排除できれば、認知症のリスクをかなり減らせると考えられます。

また、読書や創作活動、人との交流、適度な有酸素運動などは、神経細胞の機能を活性化します。脳と体を活発に動かすことが、いちばんの認知症予防になるのは間違いありません。

Q　アルコールが好きなのですが、認知症の原因となりますか？　どの程度の飲酒量ならよいのでしょうか？

A

アルコールは適量なら、脳によい影響を与えると考えられています。適量とは、男性の場合はワインなら約300㎖、ビールなら約700㎖、日本酒なら約250㎖程度です。女性はこの半量ぐらいが適当でしょう。

飲むのなら、赤ワインがおすすめです。

赤ワインのポリフェノールは、βアミロイドの蓄積を阻害し、脳の損傷を修復します。血管を広げて血流をよくする働きもあります。

ただし、飲みすぎは禁物です。過度の飲酒は脳を萎縮させることがわかっており、アルコール性認知症になるおそれもあります。

ふだんはさほど飲まないけれどたまに大量に飲んでしまう、ときどき意識を失うほど飲んでしまう人も、アルツハイマー型認知症のリスクが高くなるので注意が必要です。

ほどほどのアルコールを、楽しみながら飲むのがいちばんです。

Q **栄養素の摂取基準には「推定平均必要量」「推奨量」「目安量」などがありますが、これはどのように違うのでしょうか。また、どの数値を目指すのがいちばんいいのでしょうか?**

A 「推定平均必要量」は科学的な根拠に基づいて、50%の人が必要量を満たすと推定される摂取量です。つまり、あとの半分の人は欠乏してしまいます。

「推奨量」は、科学的根拠に基づいて、ほとんどの人が必要量を満たす量です。ですから、推奨量をとっておけば問題ありません。

「目安量」は、推奨量が科学的に算定できないときに示される数値で、不足状態を示す人がほとんどいない量です。

また、脂肪酸や食物繊維など、「目標量」が設定されている栄養成分があります。これは生活習慣病を防ぐために当面の目標とすべき量です。

「耐容上限量」は、とってもよい上限の量を示しています。それを超えて摂取すると過剰症になるおそれがあります。

栄養素は、推奨量、あるいは目安量を摂取するように心がけ、耐容上限量を超えないようにしましょう。ちなみに、サプリメントにも摂取量の目安があります。多くとればとるほど効果的というわけではありません。1日の目安量を守ってください。

Q 肉が大好きです。魚は脳によいとよく聞きますが、肉はどうでしょう？とりすぎると何か弊害がありますか？

A 肉や乳製品に多く含まれる飽和脂肪酸、マーガリンに多く含まれるトランス脂肪酸は脳の炎症を招き、アルツハイマー型認知症の発症のリスクを高めるといわれています。

2010年、米コロンビア大学メディカルセンターの研究チームは、65歳以上の男女2148人を対象に追跡調査を行った結果を発表しました。

それによると、発症のリスクを低減させるものは、オリーブオイル、ナッツ、魚、トマト、果物、緑黄色野菜、鶏肉など。高脂肪の乳製品、赤身の肉、内臓肉、バターの摂取は減らしたほうがよいとしています。脳の健康に有益な特定の栄養素を摂取した人は、そうでない人に比べて、アルツハイマー型認知症を発症するリスクが40％も低かったといいます。肉はひかえめにし、食べるなら鶏肉がおすすめです。

ま行

や行

ら行

さ行

索引

◆著者紹介
安田和人（やすだ かずと）
1929年11月10日、東京に生まれる。
1955年、東京大学医学部を卒業。1959年に医学博士となる。1980年より帝京大学医学部教授（内科学・臨床病理学）、1995年より女子栄養大学大学院教授（臨床化学）などを歴任。医学・栄養関係の著書多数。

カバーデザイン／髙坂 均
カバーイラスト／山中正大
本文デザイン／高橋秀哉、高橋芳枝
本文イラスト／竹口睦郁
編集協力／鈴木智子、津田淳子（フリーウェイ）
校正／内藤久美子（東京出版サービスセンター）
編集担当／長岡春夫（主婦の友インフォス情報社）

認知症《にんちしょう》 治《なお》った！ 助《たす》かった！ この方法《ほうほう》

2013年 7月10日 第1刷発行
2014年10月31日 第5刷発行

著　者　安田和人《やすだかずと》
発行者　久次米義敬
発行所　株式会社主婦の友インフォス情報社
〒101-0064　東京都千代田区猿楽町1-2-1　新日貿ビル4階
電話　03-3295-9465（編集）
発売元　株式会社主婦の友社
〒101-8911　東京都千代田区神田駿河台2-9
電話　03-5280-7551（販売）
印刷所　大日本印刷株式会社

　ISBN978-4-07-288165-1